Steffen Krumm

Mein tödlicher Freund

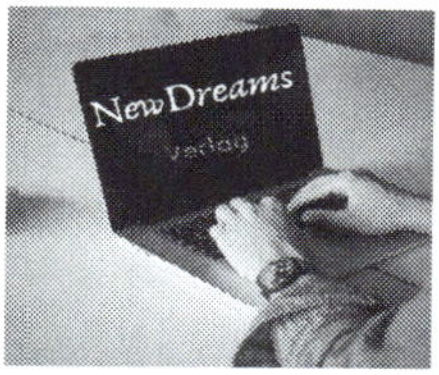

Mein tödlicher Freund

Die chaotische Reise eines Alkoholikers

Steffen Krumm

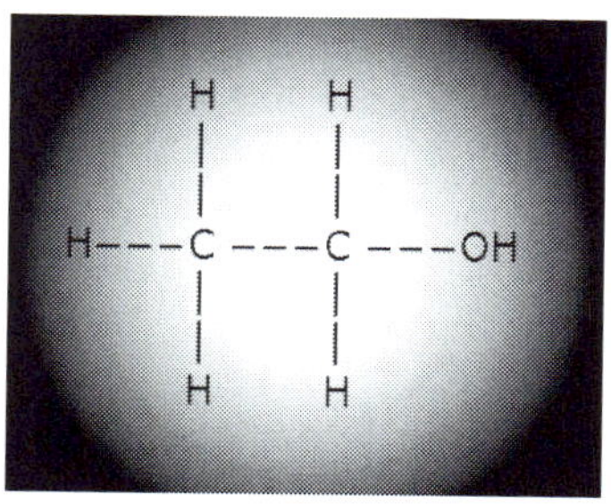

Impressum

Verlag: **NewDreams Verlag**
Steffen Krumm
Bei der Kirche 3
18311 Ribnitz-Damgarten

Tel.: 0176 46604243
Email: steffenk67@gmail.com

Inhaltsverzeichnis

Vorwort

Der Name meines tödlichen Freundes ist Alkohol!
Jeder kennt diesen Namen, jeder weiß was Alkohol bewirkt, dennoch ist den wenigsten bekannt, dass man mit diesem Freund eine Liebesbeziehung eingehen kann. Eine lange und intensive Liebesbeziehung. Man baut eine sehr starke Bindung zu diesem Freund auf, von der man einfach nicht mehr loslassen kann.

Er ist ein Tröster in der Einsamkeit, ein Retter, ein wichtiges Elixier für Leib und Seele. Er beruhigt, nimmt Hemmungen und sorgt für gute Laune. Man findet mit ihm die richtigen Worte oder auch nicht. Er ist ein Lustigmacher, er lässt Schmerzen verschwinden. Er ist ein Zufluchtsort, er gibt dir Asyl, ohne nach deiner Herkunft zu fragen. Ein wahrer Freund also.

Doch er kann auch anders. Er verfolgt, er zerstört, er ist mörderisch und tödlich. Er täuscht dich so lange, bis du ohne ihn nichts mehr auf die Reihe bekommst. Mein Freund führte mich sogar für eine kurze Zeit in den Tod!

Im Laufe der Jahre zeigte er sein wahres Gesicht. Er ist verschlagen, trügerisch, mächtig und sehr stark – viel stärker als ich!

Er ist so stark, dass ich ihm 25 Jahre meines Lebens überlassen habe. Einfach so? Nein, nicht einfach so. Er besitzt die Fähigkeit zu täuschen, und er hat nur eins im Sinn, nämlich alles zu zerstören was einem wichtig, lieb und teuer ist. Leider bemerkt man seine Strategie erst viel zu spät oder im ungünstigsten Fall gar nicht.

In diesem Buch, beschreibe ich wahre Begebenheiten, die ich mit diesem „schön“-tödlichen Freund erlebt habe. Ich bin ausnahmslos – in jeder Situation – immer wieder auf ihn hereingefallen, und genau das wird wieder passieren, sollte ich mich noch einmal auf ihn einlassen.

Was ich mit ihm erlebte, habe ich auf teilweise komische, bewegende, erschreckende, aber auch auf sehr traurige Art versucht zu beschreiben.
Der eine oder andere Leser wird sich vielleicht in einigen Episoden wiederfinden, weil ihm Ähnliches widerfahren ist und die Geschichten nachvollziehen kann.

Für viele Leser aber werden meine Erfahrungen neu sein und möglicherweise geradezu unglaublich klingen. Das liegt daran, dass die meisten Menschen, Gott sei Dank, nicht alkoholkrank sind und es deshalb für sie sehr schwer ist, bestimmte Dinge nachzuvollziehen.

Diese sehr enge Beziehung zu meinem Freund führte zu unzähligen Rettungseinsätzen, über hundert Krankenhausaufenthalten inklusive Entgiftungen, sechs Langzeittherapien, zu einem Hubschraubereinsatz und zu vielen kriminellen Handlungen.

Er hinterließ mir Langzeitschäden, die sowohl die Psyche als auch meine körperlichen Fähigkeiten betreffen.

Dieses Buch hat zum Ziel, alkoholkranken Menschen Mut zu machen, einen Weg aus diesem schrecklichen Sumpf zu finden, bevor es zu spät ist. Möglicherweise kann es auch eine therapeutische Bereicherung für den Einen oder Anderen sein. Ich möchte mit diesem Buch aber auch versuchen – und ich halte das für wichtig, ein klein wenig Verständnis bei den Menschen hervorzurufen, die mit dieser Sucht nichts zu tun haben, die sie nicht kennen oder nicht verstehen.

Keiner merkt, wann die rote Linie überschritten ist. Es ist ein schleichender, trügerischer Prozess. Befindet man sich schließlich hinter dieser roten Linie und weiß, dass man „ohne" nicht mehr kann, gibt es kein Zurück mehr!

Man ist abhängig und bleibt es sein ganzes Leben lang!

Die Programmierung

Mein Freund und ich hatten unser erstes Treffen, als ich 15 Jahre alt war. Er war mir sympathisch und nicht ganz fremd, denn in meiner Familie gehörte Alkohol dazu. Meine Eltern prosteten sich am Wochenende gerne mal zu und dadurch war es oftmals sehr laut bei uns. Manchmal auch übermäßig laut, wodurch ich stark genervt wurde und nachts nicht schlafen konnte. Ich machte mir ständig Sorgen darüber, dass vielleicht etwas passieren könnte, mein Stiefvater durchdreht und meine Mutter dabei zu Schaden kommt. Ich hatte ständig Angst um meine Mutter.

Von Natur aus war ich zwar schon immer ein kleiner „Schisser“, doch die wöchentlichen Exzesse in unserem Wohnzimmer trugen obendrein zu meinen Ängsten bei. Es war nicht generell so bei uns, aber oft.

Da der Alkohol in meiner Familie als völlig normal angesehen wurde, lernte ich ihn im Laufe meines noch jungen Lebens kennen. Ich wusste irgendwann genau, was er bei welchen Menschen auslöste. Einige in unserer Familie wurden ausgelassen und lustiger durch ihn, andere aggressiv. Das erstere fand ich ziemlich witzig, mit den Aggressionen hatte ich meine Probleme, und die Angst war dabei allgegenwärtig!

Das Wochenende stand wieder mal bevor, und ich beschloss heimlich einen Selbstversuch zu starten. Ich wollte einfach wissen, was das Zeug bei mir entfachen würde, zumal ich ahnte, dass es wieder zu Auseinandersetzungen zwischen meinem Stiefvater und meiner Mutter kommen würde. Vielleicht bekam ich mehr Mut und konnte meinem „Alten“ endlich mal die Meinung sagen. Unbewusst übernahm ich eine große Verantwortung für meine Mutter, denn für mich war es richtig und wichtig, sie zu beschützen. Ich konnte es nicht ertragen, wenn ihr Leid zugefügt wurde. Bedauerlicherweise hatte ich einfach nicht den Mut, meinem Stiefvater die Stirn zu bieten. Deshalb musste ich es ausprobieren!
Da ich erst 15 war, aber aussah wie 12, war es natürlich unmöglich, selbst etwas zu kaufen. Ich beauftragte einen älteren Kumpel, der mir eine kleine Flasche Kirschlikör kaufte. Diese versteckte ich sofort nach Erhalt in meinem Zimmer.

Es war Freitagabend. Ich war ganz schön aufgeregt, weil ich nicht wusste, wie ich auf den Likör reagiere, und überlegte eine ganze Weile, bis ich die Flasche leise aufdrehte. Erstmal dran riechen. Er roch weit entfernt nach Kirsche, viel mehr war da der Geruch, den ich

schon kannte, der von Alkohol! Sollte ich trinken oder lieber nicht?
Ich trank zuerst einen ganz kleinen Schluck und beobachtete die Wirkung, die bei mir ausgelöst wurde. Ein warmes, wohliges Gefühl durchdrang mein Inneres. Nicht schlecht, dachte ich, also gleich nochmal einen kleinen Schluck. Die wohlige Empfindung verstärkte sich. Ich verstand nicht, wie man dadurch aggressiv werden konnte, denn ich fand dieses Gefühl einfach nur wunderbar. In meinem Kopf war ebenfalls eine Veränderung spürbar. Diese unerklärliche, angenehme Leichtigkeit durchströmte mich und da der Likör bei mir nichts Böses auslöste, nahm ich noch einen Schluck. Jetzt ging es mir richtig gut, ich hörte Musik und war sehr fröhlich. Zu fortgeschrittener Stunde stieg der Lärmpegel im Wohnzimmer. Es war plötzlich wie ein Wunder, denn zum ersten Mal war mir die Lautstärke völlig egal. Es interessierte mich nicht im Geringsten, was zwischen meinen Eltern abging. Ich hörte Musik, trank hin und wieder einen Schluck und freute mich über das Zaubermittel, welches ich gefunden hatte. Als die Flasche leer war, schlief ich zufrieden ein.

Beim Aufwachen am nächsten Morgen, stellte ich einen merkwürdigen Geschmack fest, hatte leichte Kopfschmerzen, konnte mich nur noch bedingt an den gestrigen Abend erinnern, wusste aber noch, dass ich mich sehr wohlgefühlt hatte und obendrein tief und fest schlief. Meine Mutter rief mich zum Frühstück. Es schmeckte mir nicht so wie sonst. Ich ließ mir aber nichts anmerken und zog mich danach wieder in mein Zimmer zurück.

Meinen kleinen „Kater“ hatte ich am nächsten Tag überwunden, ich freute mich auf das nächste Wochenende, denn nun hatte ich einen echten Freund gefunden, der mich vor meiner Angst beschützte. Mein Gehirn wurde dahingehend programmiert, dass ich, wenn beängstigende Situationen auftreten, dann nur von der entspannenden Flüssigkeit trinken muss!

Der Fremde in mir

Nach diesem ersten außergewöhnlichen Erlebnis fand ich Gefallen am Alkohol.
So weit es mein Portemonnaie zuließ, gönnte ich mir jedes Wochenende, eine kleine Flasche Likör, manchmal auch zwei. Meine Eltern wussten zunächst nichts davon, später, als sie

es mitbekamen, konnten sie es nicht mehr verhindern.
Ich fing an, meinen neuen Freund zu mögen, fast schon zu lieben. Er tat mir gut, gab mir Halt und ein neues Selbstbewusstsein, und vor allem nahm er mir die Angst. Doch ohne ihn war die Angst bei mir mehr oder minder präsent. Oftmals waren es unrealistische Ängste, gegen die ich mich einfach nicht wehren konnte. Aus heiterem Himmel bekam ich plötzlich Panik, Herzrasen, Schweißausbrüche, der Hals war wie zugeschnürt und ich dachte, es geht zu Ende. Ich hatte häufig mit solchen Symptomen zu kämpfen – schwer zu beschreiben, was in meinem Kopf so abging!

Damals dachte ich allerdings, es wäre ein körperliches Problem, ich wäre unheilbar krank und müsste bald sterben.

Nach ein paar Jahren des außergewöhnlichen Zuspruchs zu diesem Getränk, konnte ich schon einen ganzen Stiefel vertragen. Ich war stolz darauf und dachte, dass es eine enorme Glanzleistung und eine besondere Begabung sei. Aus den kleinen Flaschen wurden große; es blieb nicht mehr nur bei einem Tag pro Woche, und ich fing immer öfter schon am frühen Morgen kurz vor der Arbeit damit an. Meine Lehre zum Koch war nicht gerade förderlich für einen gesitteten Umgang mit dem Alkohol, denn damals, wurde in vielen Betrieben auch während der Arbeitszeit gesoffen, was Niemanden sonderlich störte. Ganz im Gegenteil, es war völlig „normal“.

Mein Lebenswandel blieb nicht ohne Folgen. Manchmal war morgens mein Bett vollgekotzt und ich lag mittendrin, nachts schlief ich mit brennender Zigarette ein, oder ich war so besoffen, das ich irgendwo drauf stürzte und mir den Kopf aufschlug, um nur einige Vorkommnisse zu nennen. Auf Partys war ich immer bis zum Schluss da, hatte je nach Pegel eine große Fresse und ging dadurch mehrmals mit einem „Veilchen“ nach Hause.
Meine Mutter und meine Schwester machten sich große Sorgen um mich. Besonders meine Mutter hatte es schwer und muss sehr gelitten haben. Heute kann ich ein wenig nachvollziehen, was sie fühlte, wenn ihr Sohn ständig besoffen nach Hause kam und obendrein immer irgendeinen Mist baute. Sie sagte sehr oft, dass ich zu viel trinke, damals tat ich es aber als lächerlich ab und bagatellisierte mein Problem. Klar, manchmal kippte ich eine Menge in mich hinein, aber das machten doch alle. Wenn du nichts trinkst, bist du ein Weichei und wer wollte das schon sein? Ich nicht, deshalb machte ich weiter.

Mit 18 bemerkte ich zum ersten Mal, dass etwas nicht stimmte mit mir und meinem Trinken. Ich war zu Fuß unterwegs, nüchtern, und fing plötzlich an zu zittern. Nicht wie sonst bei den Panikattacken, diesmal war es anders. Ich schwitzte, hatte unregelmäßige Herzschläge und wusste nicht, was mit mir los war. Heute weiß ich, es waren die ersten Entzugserscheinungen.

Am nächsten Tag ging ich zum Arzt, der mich zum Psychiater überwies. Dieser stellte einige Fragen, u. a. auch, wie viel ich trinke. Hin und wieder mal, sagte ich, und verschwieg ihm das wahre Ausmaß. Daraufhin verschrieb er mir Beruhigungstabletten (Faustan). Ich sollte je nach Bedarf, also immer dann, wenn diese merkwürdige Unruhe in mir auftauchte, eine bis zwei davon nehmen. Das tat ich auch und stellte fest, dass die Tabletten eine gute Wirkung hatten.

Mir ging es, nachdem ich einen Abend vorher getrunken hatte, am nächsten Tag häufig sehr schlecht. War kein Alkohol da, musste ich sofort etwas besorgen. Wenn der Erste Schluck durch die Kehle ran und sich schließlich mit meinem Blut vermischte, ging es wieder besser. Dummerweise, war es manchmal, eigentlich sehr oft, nicht möglich, etwas zu besorgen. Zum Glück hatte ich jetzt die Tabletten. Da ich sehr experimentierfreudig bin, nahm ich nach einer durchzechten Nacht, am nächsten Morgen zwei Tabletten und siehe da, mir ging es danach deutlich besser. Keine Unruhe, kaum Zittern, gute Laune, und ich brauchte nicht gleich wieder zur Flasche zu greifen. Das ging eine Weile gut, den Tag über arbeiten ohne Alkohol, aber mit Tabletten. So konnte ich den täglichen Ablauf normal überstehen. Als der Feierabend näher rückte, kam in mir eine immer größer werdende Freude auf. Nicht mehr lange, und ich kann den ersten Schluck genießen, so kreisten meine Gedanken. Zuerst ging es immer mit Bier los, zur späterer Stunde kam dann noch Likör oder Wermut dazu. Mir war es egal, wie die Tabletten zusammen mit dem Alkohol wirkten, ich spürte keine Wechselwirkung, deshalb machte es mir nichts aus, Alkohol und Tabletten gleichzeitig zu nehmen. Wenn ich beides nicht hatte, kam ich enorm auf Entzug und konnte kaum noch einen Schritt vor den anderen machen. Dann noch zur Arbeit gehen zu müssen war die Hölle. So kam es denn vor, dass ich auch schon mal aus lauter Verzweiflung zu Putzmitteln griff, in dem sich Alkohol befand. Das Zeug schmeckte furchtbar, konnte mich aber für eine kurze Zeit in der Spur halten. Wenn ich solche Dinge tat, fragte ich mich, ob ich mittlerweile schon eine psychische Störung hatte. Ich kannte niemanden, der Putzmittel trank, und wusste, wie gefährlich so etwas sein konnte, tat es aber trotzdem.

Sobald ich auf mich selbst schaute, erkannte ich mich nicht wieder. Was war nur aus mir geworden? Hatte der Alkohol diesen fremden Menschen aus mir gemacht, dem die Familie, die Arbeitskollegen, die Bekannten völlig egal waren, der sich ständig in Lügen verstrickte? Der nur an sich dachte?

Meine Persönlichkeit hatte sich komplett verändert. Wenn andere längst schliefen, trieb ich mich umher und brach in Geschäfte ein, immer in der Hoffnung Geld oder Alkohol zu finden. Manchmal hatte ich Erfolg. Ich war so sehr auf den Alkohol fixiert, dass ich sogar nachts in eine Kirche ging und den Opferstock aus der Wand riss. Die 5 Mark, die ich darin fand, setzte ich sofort wieder in Getränke um. Ich wurde nie bei diesen Aktionen erwischt, sodass ich mir in meinem schon angeknacksten Gehirn einbildete, ich wäre ein Meisterdieb, und dabei immer mehr riskierte, denn für meinen Freund Alkohol tat ich einfach alles!

Nach einiger Zeit war ich dermaßen kaputt, dass meine Mutter der Kragen platzte, und sie mich zur Entgiftung anmeldete. Ich wäre niemals allein auf diese komische Idee gekommen, doch meine Mutter fand wohl einiges an mir nicht mehr so ganz gesund.

Es war das Jahr 1989. Die erste Entgiftung und gleichzeitig die einzige, zu der ich noch zu Fuß gehen konnte. Bei allen darauffolgenden war immer der Rettungswagen oder ein guter Bekannter im Einsatz.

Während der Entgiftung erholte ich mich ganz gut. Am letzten Tag sagte der damals noch sehr junge Arzt während der Visite zu mir, ich dürfte nie wieder trinken, denn ich wäre Alkoholiker! Meine Gedanken rasten hin und her. Zuerst dachte ich noch, er erlaubt sich einen Scherz, doch er meinte es ernst. Ich und Alkoholiker? Der spinnt wohl, das sagt er doch nur, damit ich kürzer trete. Ich ließ diesen Blödsinn über mich ergehen, wurde entlassen und fasste ein Jahr lang keinen Tropfen an, aber nur aus einem einzigen Grund! Ich wollte allen beweisen, dass ich auch „ohne" kann und kein Alkoholiker bin.

Die 90er

Nach meiner einjährigen Trockenheit war für mich klar, jetzt konnte ich wieder ganz normal trinken, so wie jeder andere Mensch auch. Ich sah nicht ein, warum ich auf Alkohol verzichten sollte.

Am kommende Wochenende war arbeitsfrei und ich verhältnismäßig aufgeregt. Freitagnachmittag kaufte ich mir nach langer Zeit eine Flasche Wermut. Die sollte reichen, um den Abend gemütlich zu gestalten.

Es war ein komisches Gefühl, als ich mir das erste Glas einschenkte. So als würde ich etwas Verbotenes tun. Ich dachte an die Worte des Arztes: „Sie dürfen nie wieder trinken." Ich werde beweisen, dass ich alles im Griff habe und nach dieser Flasche nicht weiter trinken muss.

Los ging es. Wunderbar, der erste Schluck tat mir unglaublich gut. Genau wie ich es in Erinnerung hatte! Die Wärme, die Leichtigkeit, die gute Laune, alles war sofort wieder da. Ich fühlte mich großartig. Als die Flasche leer war, befand ich mich wieder genau an dem Punkt, an dem ich vor einem Jahr aufgehört hatte. Ich konnte und wollte am nächsten Tag nicht mit dem Trinken aufhören, das Wochenende war noch lang, ich wollte es auf meine Art genießen.

Am Montag kam ich mit reichlich Restalkohol zur Arbeit und hoffte, dass es niemanden auffiel. Meine „Fahne" blieb nicht unbemerkt, trotzdem sprach mich kein Mensch darauf an. Das gab mir den Auftrieb weiter zu saufen. Ein paar Tage zog ich das durch, bis mir die Arbeit egal war und ich nicht zur Schicht erschien. Dabei hatte ich ein furchtbar schlechtes Gewissen, aber nur so lange, bis das erste Bier in meinem Gehirn angekommen war. Dann noch ein zweites und drittes. Jetzt wurde es Zeit, mir eine Strategie zu überlegen, wie ich mich aus dieser Sache herausreden konnte.

Ich ging zum Arzt, der natürlich sofort sah, was mit mir los war, mir aber zum Glück eine Krankschreibung in die Hand drückte, durch die ich knapp um eine Abmahnung herum kam.

Nach der darauf folgenden Entgiftung hörte ich mit dem Trinken erstmal wieder auf. Ein paar Wochen ging es gut, dann wieder das gleiche Spiel. So langsam entwickelte ich mich zum Quartalssäufer. Es bereitete mir keine Mühe, einige Zeit ohne meinen besten Freund klarzukommen, doch dann packte es mich wieder, und ich schüttete Unmengen in mich hinein.

Meine Mutter besorgte mir schließlich eine Wohnung, weil sie meinen exzessiven Lebensstil nicht mehr ertrug. So lange ich trocken war, kam ich gut allein in meinem neuen Zuhause klar, so bald mein Gehirn aber wieder nach dem Gesöff schrie, war nur noch Chaos in der Bude. Der regelmäßige Kontakt zu meiner Familie wurde weniger, ich versprach endgültig aufzuhören; leider konnte ich dieses Versprechen einfach nicht halten.

Während dieser Zeit kamen Martina und ich uns näher. Wir arbeiteten im selben Betrieb, sahen uns dadurch sehr oft und verliebten uns ineinander. Sie war eine wunderbare Frau, hatte zwei Kinder, und nach kurzer Zeit zogen wir zusammen.

Ich hörte nicht vollständig mit dem Trinken auf, konnte es allerdings die erste Zeit stark reduzieren. Martina wusste von meinen ausgelassenen Trinkgelagen in der Vergangenheit, glaubte aber genau wie ich, dass diese nicht mehr auftreten würden, weil die Liebe stärker sei.

Nach einem Jahr heirateten wir. Ich hatte eine Familie, fühlte mich geborgen, liebte meine Frau und mochte meine beiden Stiefsöhne. Doch nach einiger Zeit erhielt der Alkohol wieder mehr Aufmerksamkeit von mir.

Ich hatte jetzt eine neue Stufe erreicht. Ich trank alle paar Monate, dann aber so heftig, dass mir alles um mich herum egal war, auch meine Ehe. In einem Jahr fanden manchmal drei Entgiftungen stationär statt, dazu noch die „kalten Entzüge“ zu Hause. Mir wurde der Job gekündigt, wenn ich dann wieder etwas Neues fand, dauerte es nicht lange, und ich stand wieder auf der Straße. Zu allem Überfluss entdeckte ich meine Spielleidenschaft im Casino. Manchmal war ich tagsüber dort, manchmal nachts. Mit etlichen Ausreden versuchte ich mich meiner Frau gegenüber zu rechtfertigen, log sie an und trieb uns fast in den Ruin. Ich befand mich unaufhörlich auf der Suche. Es war eine Suche nach etwas, das ich nicht fand, meine Seele aber forderte.

Durch meine Lebensweise machte ich meine gesamte Familie kaputt. Martina weinte sehr viel, wurde teilweise krank durch meine Eskapaden und drohte nicht nur einmal mit dem Aus unserer Ehe. Die Kinder litten sehr darunter, weil sie nicht mehr die Familie hatten, wie sie einmal war, die sie sich wünschten und verdient hatten. Sie schämten sich vor ihren Kumpels für ihren chaotischen Stiefvater und konnten doch gar nichts dafür. Nicht selten stand ein Rettungswagen vor unserem Haus. So etwas ist natürlich immer sehr peinlich, vor allem für die Kinder. Besonders mein größerer Stiefsohn wendete sich immer mehr von mir ab. Andy, mein jüngerer Stiefsohn, sah es etwas gelassener, so dachte ich jedenfalls.

Dann wieder im Krankenhaus! Wieder Entgiftung! Das Geschehene belastete mich sehr. So war es immer. Erst wenn ich alles eingerissen und zerstört hatte, was mir lieb war, kam ich zur Vernunft. Was stimmte mit mir nicht? Ich machte mir Gedanken darüber, warum ich nicht ein ganz normaler Mensch sein konnte. Nichts konnte mich zur Umkehr bewegen. Nicht einmal die Liebe! Warum nur? Ich liebte Martina sehr. Dennoch versprach ich immer nur, wollte mich bessern, alles anders machen, ehrlich sein, verstand mittlerweile, dass ich alkoholkrank bin, nie wieder etwas anfassen darf – bekam aber meine Sucht nicht in den Griff.

1996 folgte der bislang schlimmste Tiefpunkt. Ich war nach den letzten Aussetzern eine Weile trocken, hatte Arbeit und kein Verlangen nach Alkohol. Ich kann nicht beschreiben, was damals in mir vorging. Wie aus dem Nichts kam die Katastrophe. Ich wurde leichtsinnig, übermütig, fing an zu trinken und innerhalb kürzester Zeit hatte ich, wie schon so oft, alles eingerissen, was ich mir vorher mühsam aufgebaut hatte. Ich soff jeden Tag, als gäbe es kein Morgen. Eines Nachts setzte ich mich mit einer gehörigen Promillezahl ins Auto und wollte etwas erleben. Ich brauchte Action. Irgendwo war bestimmt eine Party im Gange.Kurz vor meinem Ziel: Verkehrskontrolle! Die Beamten ließen mich pusten, das Ergebnis: 2,7 Promille. Ich händigte ihnen meinen Autoschlüssel und Führerschein aus, der Wagen wurde vorerst auf eine Verkehrsinsel abgestellt und ich ging zu Fuß weiter. Das alles sah ich nicht so verbissen, es war nicht der erste Führerscheinverlust, und auch diesmal würde es weitergehen, waren meine Gedanken.

Plötzlich fiel mir ein, dass sich mein Ersatzschlüssel in der Jackentasche befand. Ich schlich langsam zum Ort des Geschehens zurück, schaute mich um, sah niemanden und stieg ins Auto. Nach Party war mir jetzt nicht mehr zumute, ich wollte jetzt nach Hause. Gesagt, getan. Der Motor lief, Radio volle Kanne an, und es ging los. Ich beschleunigte auf 100 km/h, dann verlor ich die Kontrolle.

Das Aufwachen kam im wahrsten Sinne des Wortes im Krankenhaus. Ich hatte einen heftigen Unfall verursacht, dabei allerdings unglaubliches Glück gehabt, denn es war niemand zu Schaden gekommen. Bei mir war nur der Arm gebrochen und einige Splitter der Heckscheibe steckten in meinem Kopf. Nicht schon wieder, dachte ich. Jetzt ist alles aus! Ich wusste genau, was auf mich zu kommen würde. Der „Lappen" weg und somit der Job. Polizei, Staatsanwalt, wieder Entgiftung, und – ich konnte nicht daran denken, mir kamen die Tränen.

Diesmal kommt es zur Scheidung. Das war das Allerschlimmste! Wie sollte ich bloß alles überstehen? Würde ich jetzt, ohne den Halt meiner Frau, in der Gosse landen? Ich war selbst schuld an diesem Elend, warum nur kam diese

Einsicht erst jetzt? Muss man erst alles verlieren, um zur Vernunft zu kommen?

Während meiner dreiwöchigen Entgiftung in der Greifswalder Odebrecht-Stiftung räumte meine Frau die Wohnung um. Sie hatte die Scheidung eingereicht, und ich musste aufgrund des Trennungsjahres allein in einem Zimmer wohnen. Getrennt von Tisch und Bett.

Ich zog die Entgiftung durch und kam wieder nach Hause. Wir konnten zum Glück alle vier ganz normal kommunizieren, aber an eine Versöhnung war nicht mehr zu denken, vorerst.

Ich war trocken!

Ich war sehr lange trocken, mehr als 9 Jahre! Während dieser Zeit zog Martina die Scheidung zurück, ich erlernte einen neuen Beruf, bekam danach gleich eine sehr gute Arbeitsstelle, mein Verhältnis zu den Kindern wurde besser und ich war unendlich froh, dass sich das Blatt nochmal gewendet hatte. Uns ging es im Großen und Ganzen gut. Martina sagte während dieser Zeit einmal einen Satz, den ich nie vergessen werde. Ich wäre für sie der beste Ehemann den sie sich vorstellen könnte, wenn, ja wenn, das Trinken nicht wäre. Auch ich konnte sagen, sie war die beste Frau für mich!

Ich hatte (vorerst) die Beziehung zu meinem tödlichen Freund beendet, ich wollte absolut nichts mehr mit ihm zu tun haben!

Alte „Liebe“ neu entfacht

Etwas mehr als 9 Jahre „trocken“, was für eine enorme Leistung! Wenn ich so zurückblicke, empfand ich es jedoch als gar nicht so schwer.

Ich erinnerte mich an all die schönen Dinge: Da war Martina, meine wunderbare Frau, da waren die Kinder, mein Wissen konnte ich mit der Umschulung in vielen Bereichen erweitern, seit 5 Jahren hatte ich einen tollen Arbeitsplatz, vor einigen Jahren hatten wir ein Haus gebaut und zur Abrundung des Glücks kam dann auch noch ein Hündchen zu uns. Das Alles klingt vielleicht ein bisschen spießig, trotzdem fühlte ich mich sehr wohl mit diesem Leben.

Meine Erinnerungen schweifen zurück und ich überlege, ob es irgendwann mal riskante Situationen während meiner „Trockenheit“ gab, in denen ich den Drang nach Alkohol verspürte. Gab es nicht! Klar waren da manchmal Gedanken, wie wäre es jetzt, wenn ich etwas trinken würde, aber die waren harmlos, völlig normal und überhaupt nicht gefährlich. Ich kann es ja nicht vermeiden, komplett ohne Alkohol um mich herum zu leben, demnach ist es besser sich damit zu arrangieren. Die ersten zwei Jahre meiner „Trockenheit“ hat meine liebe Frau aus Solidarität zu mir auch keinen Alkohol getrunken. Das war zwar sehr schön, ich wollte aber nicht, dass sie sich in irgendeiner Weise einschränken musste, denn schließlich hatte nicht sie ein Problem mit dem tödlichen Gesöff, sondern ich.

Während meine Gedanken umher kreisten, fiel mir auf, da waren nur die schönen Erinnerungen. Wo waren die schlimmen Begebenheiten, die ganzen negativen Dinge, die der Alkohol mit mir und dadurch auch mit meiner Familie, Freunden und Bekannten angerichtet hatte. Körperliche Schäden? So gut wie keine. Ich hatte eine chronische Gastritis, die nenne ich schon seit meinem 18. Lebensjahr mein eigen. Die Bandscheibenvorfälle? Die kamen nicht vom Saufen, und mit meinem Gehirn bzw. Verstand war bestimmt auch noch alles in Ordnung.

Aber es waren schlimme Dinge passiert!

Ich hatte damals schlagartig aufgehört. 1996 war definitiv das verhängnisvollste Jahr, aber es war nicht nur dieses eine Jahr. Durch ein chaotisches Jahr verliert man nicht alles, dennoch hatte ich zu jener Zeit scheinbar alles verloren. Es ist ein schleichender Prozess, den man erst wahrnimmt, wenn es zu spät ist. Man nimmt den Übergang zur Abhängigkeit nicht wahr. Ich kenne niemanden, dessen Wunsch es ist, Alkoholiker zu werden. Trotzdem werden es viele. Warum nur? Keiner möchte diese schrecklichen Ereignisse erleben. Den kompletten Abstieg, die totale Isolation, die Verwahrlosung, das Scheißegal-Denken, die immer schlimmer werdenden Entzugserscheinungen, die enorme Schädigung des Körpers – und nicht selten endet es tödlich! Warum tun wir es trotzdem?

Es ist der Rausch, der all die negativen Dinge in den Schatten stellt und sie vergessen lässt. Die Gedanken sind ausschließlich auf den Rausch gerichtet, nichts und niemand hat daneben Platz. Auch nicht – und das finde ich unglaublich traurig – die menschliche Liebe.

Die Liebe zu einem Menschen kann nur kurzzeitig dazu beitragen, dass man sich zusammenreißt. Nach einigen Monaten stellt sich Vertrautheit ein, man findet es nicht mehr ganz so schlimm, wenn man seiner Partnerin weh tut. Man glaubt, eine Entschuldigung und ein Strauß Blumen reichen aus, um alles wieder ins Lot zu bringen. Oftmals war es auch genau so. Doch dann wird man unbewusst leichtsinniger und denkt, was kann schon passieren, wenn wieder mal der Alkohol an erster Stelle steht. Sie wird mir wieder verzeihen.

Dabei merkt man nicht, dass der Missbrauch des Alkohols ansteigt und man Dinge tut, die man selber für normal hält, die für andere aber völlig unverständlich sind. Da ist das nächtliche sich herumtreiben, obwohl man verheiratet ist, oder die Fahrt mit dem Auto im alkoholisierten Zustand. Man glaubt, dass man alles unter Kontrolle hat.

Von 1982 an bestimmte der Alkohol mich und mein Leben. Es war dieser ständig Rausch, den ich mir immer wieder bis zum Äußersten verschaffen musste. Die Eskapaden, die geistige Beschränktheit, die kriminellen Machenschaften, der Verlust des Kontakts zur geliebten Familie, das alles nimmt man in Kauf, nur um mit seinem Freund Alkohol zusammen zu sein!

Doch all diese negativen Erinnerungen verblassen im Laufe der Jahre und sind irgendwann kaum noch wahrnehmbar.

Konnte ich vielleicht nach dieser langen Zeit der Abstinenz wieder mal ein Gläschen trinken? So schlimm würde es bestimmt nicht enden. Schließlich bin ich reifer geworden und wusste genau, dass ich es nicht übertreiben darf. Doch selbst wenn ich mal wieder so richtig knacken hart sein würde, am nächsten Tag wird es mir zwar dreckig gehen, aber das

war nur ein Tag und dann wäre alles wieder gut, ich kannte das.

War ich am Ende vielleicht kein Alkoholiker und hatte nur immer etwas zu viel über die Stränge geschlagen? Klar, ich hatte schon eine Menge Entgiftungen hinter mir, die meisten im Krankenhaus, aber einige auch zu Hause als „kalten“ Entzug. Es gab immer ein paar „tolle“ Tabletten, und mit diesen war der Entzug ganz gut zu ertragen.

Mir kam bei dieser Fantasie nicht in den Sinn, wie heftig ich wirklich mit den Entgiftungen und den Entzugserscheinungen zu tun hatte, denn ich hatte meine Erinnerungen daran verloren. Vielleicht ist es ja auch so, dass ich aufgrund meines Wissens wieder ganz normal trinken kann. Ich weiß ganz genau was in meinem Kopf abläuft. Früher, als ich noch so richtig viel trank, habe ich mir keinerlei Gedanken gemacht, warum ich so viel trinke und warum ich erst aufhören konnte, wenn nichts mehr ging. Heute weiß ich, wie man sich richtig verhält, sollte es mal kritisch werden. Habe ich doch alles gelernt und zigmal gehört. Ich war fest überzeugt, je mehr ich über die Sucht wusste, desto weniger bestand die Gefahr nochmal so heftig abzurutschen. Ja, ich war sogar überzeugt davon, dass ich kein Alkoholiker bin. Ich musste es unbedingt ausprobieren. Ich werde beweisen, dass ich die Sucht im Griff habe und nicht umgekehrt.

Mit diesen Gedanken brachte ich mein Suchtgedächtnis zum Erwachen!

Eine tolle Vorstellung. Mal wieder so richtig schön „im Tee" sein, über nichts nachdenken müssen, sich mal fallen lassen, dem Rausch hingeben, – ich konnte es gedanklich schon spüren, wie es sein würde.

In den letzten Monaten hatte ich nach getaner Arbeit sehr viel gekifft. Dieser Rausch war auch nicht zu verachten, doch er war völlig anders als Alkohol.

Heute Abend, wenn die Arbeit erledigt ist, gönne ich mir mal wieder einen guten Schluck, dachte ich.Mein Bruder Sebastian und ich hatten zusammen eine Gaststätte eröffnet. Das Konzept war einmalig, die Gaststätte lief sehr gut. Ich blieb in der letzten Zeit immer öfter in der Gaststätte, weil es meistens sehr spät wurde und ich einfach keinen Bock mehr hatte, abends noch nach Hause zu fahren. Nach der Arbeit war ich sehr oft bekifft, da war es schon besser auf das Fahren zu verzichten. Sebastian wohnte in einer kleinen Wohnung, die zur Gaststätte gehörte, außerdem gab es noch ein paar Zimmer. Eins davon war unser Büro, gut ausgestattet mit Schlafcouch, Tisch und Sessel, ideal, um öfter mal da zu übernachten.

Nur eine kleine Flasche, merkt doch keiner und morgen gibt es nichts mehr, schließlich bin ich selbstständig und habe eine ziemlich große Verantwortung.

Ab diesem Moment, waren meine, etwas mehr als neun Jahre Abstinenz Geschichte und wurden von mir bis heute nicht mehr erreicht! Ich war zu meinem tödlichen Freund zurückgekehrt!

Die Entspannung

Seitdem ich 2006 meine jahrelange Abstinenz aufgegeben hatte, konnte ich nicht wieder an diese schöne Zeit anknüpfen. So sehr ich mich bemühte und so sehr ich es auch wollte, ich schaffte es nicht. Alle paar Monate bekam ich Rückfälle, die meistens schlimmer als die vorherigen und teilweise sogar lebensgefährlich waren.

Momentan war ich jedoch ein gutes Jahr „trocken“. Meine Frau Martina und ich hatten uns wieder ganz gut zusammen gefunden und führten ein normales Leben. Zum Glück war sie noch bei mir. Eine Trennung hätte ich ihr nicht verübeln können, nach all dem, was sie mit mir erlebt und durchgemacht hatte. Wie oft hatte sie mir schon das Leben gerettet, ohne dieses jemals zu erwähnen. Für sie war es einfach selbstverständlich. Nach all dem Chaos der letzten Jahre, Insolvenz, Verlust des Hauses, ein Jahr getrennte Wohnungen, Umzug nach Berlin, dann wieder zurück nach Rügen, ständig wechselnde Arbeitsstellen, zwischendurch immer wieder meine Ausfälle – ein Wunder, dass sie noch da war!

Jetzt hatten wir wieder beide unsere Arbeit, waren auf einer Welle, und nichts, aber auch gar nichts deutete auf einen Rückfall hin. Im Gegenteil, ich dachte, endlich habe ich wieder alles unter Kontrolle. Mein Ziel: Ich wollte die neun Jahre Abstinenz toppen. Ein Jahr hatte ich schon geschafft!

Ein schöner Tag begann, ich stand wie immer früher auf als meine Frau, trank eine Tasse Kaffee, rauchte drei Zigaretten dazu, es war alles wie immer. Während dieser Zeit unterhielt ich mich mit meinem Hund, den ich sehr liebte, und es war für mich völlig normal diese Unterhaltung zu führen.

Als ich richtig wach war, der Kaffee und die Zigaretten zeigten die erhoffte Wirkung, schnappte ich mir meinen Hund und ging mit ihm

„Gassi“. Ich freute mich darauf. Im Kopf hatte ich mir schon den Weg überlegt, den wir gehen würden.

Auf ging's, die Sonne schien, die Temperaturen waren mild und wir spazierten erst mal 200 – 300 Meter durch das Wohngebiet um dorthin zu kommen, wo es ruhiger war und wir uns austoben konnten. Immer wieder traf ich Menschen, die ich kannte und mit denen ich ein kurzes, aber nettes Gespräch führte. Dann waren wir an besagter Stelle. Ich ließ Andra von der Leine, wir begannen unsere gewohnten Spielchen zu machen und hatten wie immer beide sehr viel Spaß dabei. Ich konnte mich so richtig schön freuen, wenn ich sah, dass mein Hündchen völlig ausgelassen war. Die Welt war in Ordnung. Ich spürte eine totale Zufriedenheit, die sich dann sogar noch in Euphorie steigerte. Keine Sorgen, keine Krankheiten, das Leben ein Genuss für mich.

Aus dem Nichts kam plötzlich die Idee, diese Euphorie müsste ich doch irgendwie verstärken können. Es war noch gar nicht mal der Gedanke an Alkohol, einfach nur dieses schöne Gefühl in mir zu behalten und vielleicht noch zu steigern. Je mehr ich darüber nachdachte, desto stärker machte sich in mir eine unerklärliche Nervosität breit.

Heute weiß ich, es war der sogenannte „Saufdruck“ oder auch Suchtdruck.

Nach und nach kam der Gedanke an Alkohol. Dieser gefährliche Gedanke ließ mich nicht mehr los. Versuche, diese Vorstellung wieder verschwinden zu lassen, hatten nur kurzzeitig Erfolg. Ich dachte über die Folgen nach, denn ich bin ja nun mal Alkoholiker und durch meine Lebenserfahrung war mir klar, dass „kontrolliertes Trinken“ absolut nicht möglich ist.

Wir Alkoholiker wissen ganz genau, dass wir mit dem ersten Glas wieder in die Katastrophe schlittern. Dennoch wischte ich die vermeintlich negativen Gedanken weg, ich wollte mir nicht den schönen Tag versauen und außerdem hatte ich ja noch gar nicht getrunken, also alles gut. Dennoch packte es mich immer mehr. Ich konnte mich nicht einmal mehr auf Andra konzentrieren, wollte einfach nur noch schnell nach Hause. Unterwegs überlegte ich mir, wie ich es am besten anstellen könnte, etwas zu trinken. Martina musste gegen Mittag zu Arbeit. Wenn sie erst einmal weg war, konnte ich mir etwas holen. Ich wusste, während ich mir diesen Plan ausdachte, dass es nicht richtig war und es wieder böse enden konnte ... bis hin zur Scheidung.

Während meiner jahrelangen Alki-Karriere hatte ich eine Menge gelernt, mir war auch bewusst, dass ich es nicht bei einem Glas belassen würde. Aber egal, ich schob diesen Gedanken weit von mir und freute mich auf diese enorme Entspannung, die ich bekäme, sobald das erste Glas die Kehle runter laufen würde.

Zu Hause angekommen, wurde ich immer unruhiger und wartete sehnsüchtig auf die Abfahrt meiner Frau. Bestimmt spürte sie, dass ich anders war als sonst. Ihr konnte nichts vormachen, sie kannte mich besser als jeder andere Mensch. Martina konnte wahrscheinlich nicht zuordnen, was mir gerade durch den Kopf ging, oder doch?

Zwischenzeitlich bekam ich ein schlechtes Gewissen ihr gegenüber und dachte, was wird wohl sein, wenn sie heute Abend nach Hause kommt? Ist es das endgültige Aus unserer Ehe? Sie hat schon so viel mit mir durch, irgendwann wird sie am Ende sein. Ich war den Tränen nah, als ich daran dachte, wie enttäuscht und traurig sie wieder sein würde, doch der teuflische Gedanke, mir diese schöne, trügerische Entspannung zu verschaffen legte mich in Fesseln. Ich redete mir ein, nach dem ersten Glas, würde ich alles mit anderen Augen sehen und nach dem zweiten sowieso. Außerdem hatte ich ja immer noch die Möglichkeit, es doch nicht zu tun, oder nur ein Glas zu trinken und danach wieder aufzuhören.

Endlich war es so weit, meine Frau fuhr zur Arbeit, wir verabschiedeten uns wie immer und ich war irgendwie erleichtert, trotzdem aber hin -und hergerissen. Eigentlich wollte ich doch gar nicht trinken und alles wie schon so oft kaputt machen. Dann dachte ich wieder an die einzigartige Entspannung, die ich empfinden würde, ich wollte einfach nicht darauf verzichten. Was sollte ich bloß tun? Wie oft hatte ich schon während meiner unzähligen Entgiftungen gelernt bestimmte Vorsichtsmaßnahmen zu treffen, wenn der Druck kommt, zum Beispiel einen vertrauten Menschen anrufen, um mit diesem zu quatschen, das Trinken von Wasser bis nichts mehr reinpasst, der Biss in eine Chilischote, joggen, spazieren und so weiter. All das schoss mir durch den Kopf. Ich war überzeugt, dass mir nur die Chilischote geholfen hätte, aber ausgerechnet die hatte ich natürlich nicht da. Also blieb mir nichts weiter übrig, als meinen Plan umzusetzen. Ich wollte es, war fast schon besessen, mir dessen aber nicht bewusst.

Fünfzig Meter von unserer Wohnung entfernt war der Penny-Markt. Erstmal zu Penny, dachte ich, dort werde ich mich vielleicht noch gegen den Schnaps entscheiden. Rein in den Penny, zielstrebig auf das Schnapsregal zu, und der schnelle Griff zur Flasche. Ich brauchte nicht lange überlegen, es musste Wodka sein.

Eine Flasche Bitterlemon dazu, zum Mischen, und ab zur Kasse.

Wieder zu Hause, packte ich beide Flaschen aus und stellte sie auf den Küchentisch. Noch hatte ich die Wahl, dachte ich, aber – und jeder Alkoholiker weiß das! – ich hatte keine Wahl. Als der erste Gedanke heute Morgen beim Gassi gehen plötzlich auftauchte, ab da war es vorbei mit der Wahl! Kaum oder gar nicht zu verstehen für jemanden, der nicht mit dieser Materie vertraut ist. Wie oft hatte ich schon gehört, du brauchst doch nur den Willen, wenn du dich entscheidest nicht mehr zu trinken, muss du es auch nicht tun, du hast einfach kein Verantwortungsbewusstsein, und wie kannst du nur so etwas immer wieder tun, warum lernst du nicht aus deinen Fehlern. Denk an deine Gesundheit, denk an deine Familie.

All diese Vorwürfe schossen mir blitzschnell durch den Kopf, und ich wurde wütend auf meine Mitmenschen. Die hatten doch keine Ahnung, was wussten die schon von der Alkoholkrankheit, glaubten die vielleicht mir macht es Spaß Alkoholiker zu sein und außerdem wird es diesmal garantiert nicht so schlimm wie sonst, ich werde sehr vorsichtig sein und es nicht so weit kommen lassen.

Ich drehte die Flasche auf, das Glas hatte ich mir schon hingestellt, goss ein, ungefähr zwei Drittel voll, wenn, dann sollte es ja auch gleich richtig wirken, etwas Bitterlemon obendrauf, und fertig war die „Mische“. Andra schaute mir die ganze Zeit dabei zu. Was dachte sie nur, ob sie wusste, was ich vorhatte? Ich hatte keine Ahnung, hielt mich auch nicht lange bei diesem Gedanken auf, weil ich sonst wieder traurig würde, jetzt wollte ich es schnell hinter mich bringen. Ich nahm den ersten Schluck ...

Es war Anfang des Jahres 2010. Dieses Jahr wurde das bisher schlimmste in meinem Leben. Für unsere Ehe war es das endgültige Aus.

Serrahn

Seit ungefähr zwei Jahren war ich Single und rutschte nach dem Aus meiner Ehe immer tiefer in den Abgrund, bis in die kurzfristige Obdachlosigkeit.

Anfangs hatte ich noch ganz gut mit meiner zweiten Selbstständigkeit zu tun. Diese musste ich selbstredend aufgrund des Führerscheinverlustes aufgeben. Jetzt sah ich erst recht keine Alternative zum Saufen. Mein Leben war strukturlos, Freunde gab es nicht, und ich schwelgte permanent im Selbstmitleid. Alle waren schuld an meinem Desaster, nur ich natürlich nicht.

Das Krankenhaus war mein zweites Zuhause, ich ließ mich immer mehr gehen, hatte keine Werte mehr, und meine langjährige Suchtberaterin war der Verzweiflung nahe. Sie prophezeite, ich würde nicht mehr lange leben, wenn ich nicht endlich versuchte aus diesem Sumpf herauszukommen. Mir doch egal, dachte ich, kräht sowieso kein Hahn nach mir, außerdem bräuchte ich mich dann nicht mehr mit meinem immer schlimmer werdenden körperlichen Zerfall herumärgern. Ständig im Krankenhaus, danach immer wieder auf der Suche nach etwas, was ich nicht fand.

Es hing mir alles zum Hals raus, ich wollte nicht mehr, war kraftlos, und mein Lebenswille war verschwunden.

Nach ein paar Tagen war es dann wieder so weit. Mit Blaulicht kam ich sofort auf die Intensivstation. Ich konnte mich nicht erinnern, was geschehen war, und warum ich jetzt an so vielen Schläuchen hing. Gegen meine starken Schmerzen bekam ich Morphium in regelmäßigen Abständen. Was für ein geiles Zeug! Es linderte die Schmerzen und ließ mich immer wieder in schöne Träume abgleiten. Ich war völlig hilflos, wurde künstlich ernährt, ein Katheter sorgte für das Übrige.

Als ich für kurze Zeit die Augen flackernd öffnete, sah ich meine ganze Familie vor dem Bett sitzen. Aha, es ist also so weit, dachte ich, sie nehmen Abschied. Ich schloss die Augen und schwebte dank des Morphiums wieder in den „Zauberwald" hinüber.

Nach einer Woche wurde ich mit dem Rollstuhl zu den Untersuchungen gefahren, ein paar Tage später konnte ich am Rollator gehen. Ich hatte eine schwere Bauchspeicheldrüsen-Entzündung und großes Glück, sagte der behandelnde Arzt. Weitere Alkoholexzesse würde ich nicht überleben, da auch fast alle anderen Organe mittlerweile stark angeschlagen waren, so seine Worte. Ich war darüber nicht sonderlich erschrocken, ließ mich dann aber von meiner „hartnäckigen" Suchtberaterin zu einer Therapie in Serrahn überreden.

Im Juli 2012 reiste ich mit meinen Habseligkeiten nach Serrahn. Bis dahin hatte ich noch nie etwas von diesem Dorf gehört. Es war überraschend für mich, wie schön gelegen dieses kleine „Nest" ist. Serrahn befindet sich ein paar Kilometer von Güstrow entfernt, liegt direkt an einem See, mitten in der Natur, es gibt viele Tiere, und die Klinik war auch nicht übel. Hier kann ich es eine Weile aushalten, war mein erster Gedanke. Zum Glück hatte ich einen beachtlichen Vorrat an Benzos (Diazepam) dabei. Ich musste ihn mir nur gut einteilen, dann kann nichts passieren, denn schließlich ging es hier um meine Alkoholkrankheit und nicht um das Tablettenproblem.

Das Erwachen kam gleich nach der ersten Visite. Ab sofort keine Benzos mehr und um das sicherzustellen, wurden regelmäßige Urin Kontrollen durchgeführt. Sollten diese zweimal positiv ausfallen, wäre es das Aus für meine Therapie.

Das war mein Ende, dachte ich. Mir schossen tausend Gedanken gleichzeitig durch den Kopf. Ich wollte abbrechen. Aber wohin sollte ich gehen? Mich erwartete „draußen" nichts Gutes. Trotzdem, hier bleiben konnte ich auch nicht, den Tablettenentzug, dazu noch einen „kalten", den würde ich nicht überstehen. Annähernd wusste ich, wie schwer solch ein Entzug ist. In der Vergangenheit musste ich ein paar Tage ohne Tabletten auskommen, weil ich es nicht rechtzeitig schaffte, welche zu besorgen. Das war schon die Hölle! Jetzt die komplette Absetzung meiner geliebten Benzos? Unvorstellbar! Erstmal hatte ich noch genug und würde diese auch weiterhin nehmen, so sah mein Plan aus.

Doch ich konnte nicht. Es war mir nicht möglich die Tabletten länger zu nehmen, weil ich keinen Rauswurf riskieren wollte. Ich begann den Gedanken langsam anzunehmen, dass es ohne Tabletten gehen muss! Vielleicht kann ich mich ja durch diesen Zwangsentzug von meiner Medikamentensucht befreien?

Für mich stellten die Tabletten eigentlich nie ein großes Problem da, solange ich welche hatte, desaströser war es mit dem Alkohol.

Der Entzug war der schlimmste, den ich jemals erlebt habe! Er war anders, ganz anders als ein Alkoholentzug! Beim Alkohol hatte ich einigermaßen den Durchblick, nach einer, vielleicht zwei, maximal drei Wochen geht es wieder aufwärts. Beim jetzigen wusste ich nicht mehr wo vorn und hinten war und das im wahrsten Sinne des Wortes. Die Nächte waren schlaflos und mit Halluzinationen durchsetzt, am Tag bekam ich nicht eine Schritt vor den anderen. Mein geschätzter Zimmernachbar unterstütze mich, wo es nur ging. Ich war sehr dankbar für seine Hilfe. Manchmal dachte ich, das war's, aus dieser Nummer komme ich nicht mehr raus, und wahrscheinlich werde ich den Rest meines Lebens in der Klapse verbringen. An Therapien war die erste Zeit nicht zu denken, ich konnte noch nicht mal an den gemeinsamen Mahlzeiten teilnehmen. Mir wurde zwar ein Krampfschutz verabreicht, aber das war's dann auch schon. Nicht nur einmal meinte ich den Verstand zu verlieren. Es waren keine klaren Gedanken mehr möglich. Ich verfluchte den Chefarzt. Was tat dieser Mensch mir nur an? Hatte er vielleicht Spaß daran mich leiden zu sehen? Führte er irgendeine Studie durch, und ich war das Versuchskaninchen? Wenn ich gekonnt hätte, wäre ich abgehauen, aber dazu war ich nicht mehr in der Lage. Selbst nach zwei Monaten ging es mir immer noch sehr schlecht. Besonders psychisch war ich stark angeschlagen.

Die Therapie war ursprünglich auf 12 Wochen angesetzt, in meinem Fall war dies aber nicht möglich, da ich noch längst nicht mit dem Entzug durch war. Ich bekam eine Verlängerung nach der anderen. Gott sei Dank!

Nach den 12 Wochen, ich hatte es schon nicht mehr für möglich gehalten, ging es ganz langsam aufwärts. Zum ersten Mal konnte ich mich auf die Dinge konzentrieren, die für mich laut Therapieplan vorgesehen waren. Ich erholte mich, auch ohne Tabletten, und war froh, dass ich dieses Zeug los war. Jetzt mochte ich den Chefarzt und bedankte mich bei ihm.

Serrahn gefiel mir. Das ganze Dorf war sehr christlich geprägt. Zu jeder Mahlzeit wurde gemeinsam gebetet und gedankt, dreimal in der Woche gab es „Biblisch orientierte Lebenshilfe“, die Therapien waren ausgewogen, und auch sonst fühlte ich mich hier sehr wohl.

Ich hatte vor Serrahn so gut wie gar nichts mit Jesus zu tun. Hier nahm ich alles auf, was die Bibel betraf und lernte ihn dadurch näher kennen. Besonders die nette Sozialpädagogin und der zuständige Sporttherapeut waren mir in Serrahn bis zum Schluss eine große Hilfe, und das nicht nur in Bezug auf Jesus Christus.

Nach 26 Wochen war meine Therapie offiziell beendet. Meines Wissens war es so ziemlich die längste Therapie, der sich jemals ein Patient in Serrahn unterzogen hat. Bei mir war alles extrem, was mit Alkohol und Tabletten zu tun hat, warum nicht auch eine extrem lange Therapie ... Diese umfangreiche Zeit war einfach notwendig für mich.

Die Sozialpädagogin sorgte dafür, dass ich übergangslos in das Betreute Wohnen kam. Ohne sie, hätte ich nach Rügen zurück gemusst. Die Räumlichkeiten des Betreuten Wohnens befanden sich praktischerweise gleich neben der Klinik. So stellte es kein Problem dar, bei Fragen einfach mal mit den Therapeuten Rücksprache zu halten. Ich fühlte mich heimisch in Serrahn, lernte sehr nette Menschen kennen, u. a. Heinz Nitzsche und Pastor Uwe Holmer, die beiden hatten Großes geleistet und waren Gründer des Diakonischen Zentrum Serrahn.

Gesundheitlich ging es mir wieder gut, meine angesammelten Strafstunden konnte ich im Freizeitheim abarbeiten, es sprach nichts dagegen, fürs Erste hier zu bleiben. Überall in diesem Dorf war die christliche Nächstenliebe zu spüren. Ich empfand das als sehr angenehm und versuchte mich so nach und nach in diese Gemeinde zu integrieren, was auch sehr gut funktionierte. Im Mai 2013 ließ ich mich schließlich taufen.

Trotz all der guten Erlebnisse, packte mich wieder die Gier nach Alkohol. Vielleicht ging es mir zu gut und ich konnte noch nicht mit diesem Gefühl umgehen. Vielleicht waren es andere Gründe, oder aber es gab keinen Grund und ich wollte einfach nur trinken.

Es folgte die erste Entgiftung in Güstrow, mit der Betreuung war es vorbei und ich zog in eine Wohnung nach Kuchelmiß, 2 Kilometer von Serrahn entfernt.

Die Party

Nach Serrahn befand ich mich wieder zum dritten Mal im KMG Klinikum Güstrow. Dort war kürzlich eine neue, sehr moderne, qualifizierte Entgiftungsstation entstanden. Die F5! Das Personal war super, es gab kleinere Therapien, Gruppen sowie auch Einzelgespräche, ich fühlte mich dort immer sehr gut aufgehoben. Natürlich sah ich das Krankenhaus lieber von außen, dennoch, wenn ich rein musste, dann war ich heilfroh auf die F5 zu kommen. Ich gehörte zu den ersten Patienten, war also sozusagen „Gründungsmitglied".

Während dieser Entgiftung lernte ich Maren und Svantje kennen. Was haben wir in dieser Zeit gelacht! Beide nahmen es zu diesem Zeitpunkt, wie auch ich, nicht ganz so genau, mit dem Nie-wieder-trinken. Die Mädels hatten auf dem Krankenhausgelände ein kleines verstecktes Depot angelegt, in dem sich einige Flaschen „Lustigmacher" befanden. Abends besuchten wir dann immer zu dritt dieses Depot, und die beiden nahmen ein paar Schluck. Ich war in dieser Beziehung ein Feigling, fand es aber ziemlich witzig.

Klar, wir machten die Entgiftung mit, für mich war es anfangs auch wiedermal sehr heftig mit dem Entzug, zumal ich zusätzlich wieder mit den Benzos Probleme hatte, denn ich hatte nach Serrahn aus einer Laune heraus erneut damit angefangen. Doch im Laufe der Zeit ging es mir besser, und ich konnte mich wieder mit Dingen beschäftigen, die mir eigentlich nicht guttaten. Darüber verschwendete ich allerdings keinen Gedanken. Für mich zählte nur, wieder lachen zu können und Spaß zu haben, die Zukunft war weit weg, und irgendwie würde es sowieso weitergehen. Ich hoffte aber auch, keine Entgiftung mehr machen zu müssen, denn es war diesmal wieder mit dem Blaulicht ins Krankenhaus gegangen, wieder die erste Zeit am Tropf, wieder nicht mehr richtig laufen können und wieder völlig am Ende. Eigentlich wollte ich das alles nicht mehr, aber wer eigentlich sagt, ist bekanntlich unsicher.

Die Entlassung rückte immer näher. Ich musste mir während der Entgiftung eine neue Wohnung in Güstrow besorgen, weil ich aus der alten, sang- und klanglos raus geflogen war. Ich mochte Güstrow, wohnte einige Kilometer entfernt und bin immer mal wieder in diese Stadt gefahren, einfach nur so, einfach mal irgendwo einen Kaffee trinken und wieder zurück.

Komischerweise bekam ich sofort problemlos eine schöne, neue Wohnung. Was für ein

Glück, es hätte ja auch anders laufen können, und ich wäre mal wieder obdachlos gewesen.

In den vergangenen Wochen kamen wir drei uns näher, besonders Maren und ich. Wir schmiedeten Pläne, was wir machen würden, wenn wir uns wieder in der „Freiheit" befänden. Auf jeden Fall gegenseitig besuchen. Wir freuten uns darauf. Nach dem Abschied aus dem Krankenhaus bezog ich meine neue Wohnung. Die erste Nacht verlief sehr ruhig, alles war in Ordnung, aber ich hatte das Gefühl, dass irgend etwas fehlte. Mit Maren stand ich in Verbindung und wir beschlossen, so etwas wie eine Entlassungsparty bei mir zu feiern. Svantje musste dabei sein und Rolf, den kannten wir auch aus dem Krankenhaus. Gesagt, getan und auch gleich Vorbereitungen getroffen. Maren und ich kauften erst mal ein, es sollte alles da sein, und den Tag danach mussten wir auch mit einplanen, denn es ging gar nicht, dass am nächsten Morgen nichts mehr im Haus war. Wir waren ausnahmslos alle stark abhängig und wussten von vornherein, dass es nicht bei diesem einen Abend bleiben würde.

In meinem neuen Zuhause angekommen, glühten wir erst mal vor. Ralf und Svantje würden etwas später eintrudeln, und so hatten wir auch die Möglichkeit uns vorher nochmal ein bisschen näherzukommen. Wir gingen beide sehr offen damit um und waren auf einer Wellenlänge. Ich war verliebt in Maren und weiß, dass sie auch mich sehr mochte.

Irgendwann waren wir dann so richtig schön angesoffen. Zuerst kam Svantje, kurze Zeit später traf Rolf ein. Die Party konnten beginnen. Wir füllten unsere Gläser, denn anfangs tranken wir gesittet, später brauchten wir keine Gläser mehr. Die Musik lief in Zimmerlautstärke. Wir redeten und lachten viel und das Ganze nahm seinen Lauf.

Svantjes Eltern machten sich immer viel Sorgen um ihre Tochter, wussten nicht, wo sie war, was sie tat, ob es ihr gut ging, und deshalb befand sich Svantje per Handy in ständiger Kommunikation mit ihren Eltern. Zu fortgeschrittener Stunde wurde es immer lustiger bei uns. Maren und ich warfen uns verliebte Blicke zu, Rolf erzählte, was er schon alles erlebt hatte, und Svantje war mit ihrem Handy beschäfttigt. Ich hatte keine Ahnung, wie spät es mittlerweile war, die Musik wurde lauter, wir sangen, oder grölten lauthals mit und fingen an zu tanzen. Ich mit Maren, Rolf mit sich selbst und Svantje mit ihrem Handy. Wir beschlossen, dass alle bei mir schlafen sollten, das war unkompliziert. Ich hatte zwar nur ein etwas größeres Luftbett, aber ein paar Decken zu finden war kein Problem. Doch von schlafen konnte vorerst noch keine Rede sein. Wir prosteten uns lautstark zu, machten uns darüber lustig, wie sehr die Entgiftung bei uns mal wieder „Erfolg“ gehabt hatte, redeten aber auch vernünftig (So weit dieses 'vernünftig' bei uns noch möglich war) über die Menschen, die uns sehr geholfen hatten im Krankenhaus, es gab ja einige davon. Da war die Stationsärztin, unsere liebe Sozialtherapeutin, die sehr nette Ergotherapeutin und die gesamte Schwesternbelegschaft, allen voran die Oberschwester und Schwester Julia. Wir tranken auf das KMG Klinikum, auf die Menschen, die uns immer wieder Hilfe zukommen ließen.

Maren und ich warfen uns mittlerweile „gierige“ Blicke zu, Rolf erzählte von seinem Erotik-Studio, dass er sich kürzlich zu Hause eingerichtet hatte, und Svantje schaukelte auf ihrem Stuhl, das Handy fest in der Hand haltend, hin und her. Es klingelte an der Tür. Super, dachte ich, es kommen noch Gäste. Wir schauten uns fragend an. Wer kann das sein? Ich stand ganz leicht schwankend, mit meinem Glas in der Hand auf und öffnete die Tür. Vor mir standen zwei Polizisten. Ich fragte, ob sie hereinkommen und mit uns feiern wollten. Aber die Beamten waren nicht zum Scherzen aufgelegt.

Es ging um Ruhestörung, die Nachbarn hätten sich beschwert, und wir sollten dafür sorgen, dass die Lautstärke sich um einen normalen

Pegel bewegte. Ich sagte, die Nachbarn sollten mal nicht so spießig sein, hier fände einfach nur eine Wiedersehensparty statt. Anscheinend wurde es aber anders gesehen. Mit freundlichen Gruß verabschiedete ich mich von den Polizisten und versprach, dass wir uns ab jetzt sehr ruhig verhalten würden. Die Musik wurde leiser gestellt, und wir unterhielten uns vorerst in einer normalen Lautstärke. Es war mittlerweile 4 Uhr Nachts. Wir prosteten uns zu, keiner wusste mehr so richtig, was er trank und wo er war, aber das war egal.

Ich muss kurz eingenickt sein, als das Klirren von Gläsern und ein heftiger Knall mich hochschrecken ließen. Rolf wollte aufs Klo, hatte sich dabei am Tisch abgestützt, wohl ein wenig zu heftig, jedenfalls kippte der Tisch mit allem was auf ihm stand um und zerbrach zu allem Unglück in seine Einzelteile. Nach einer kurzen Schrecksekunde fingen Maren und ich heftig an zu lachen, weil es einfach zu putzig aussah, wie Rolf zwischen den Trümmern und den Scherben lag. Er rappelte sich auf, blutete an der rechten Hand und verschwand ins Bad. Svantje kauerte in sich zusammengesackt auf ihrem Stuhl und bekam nichts von all dem mit. Nach einer Weile kam Rolf, seine Hand mit einem Lappen umwickelt, zurück. Weiter geht's, sagte er, nahm eine halbvolle Flasche und trank sie auf ex aus. Na, hoffentlich war das nicht die letzte, dachte ich. Ich bekam kurz Panik und überlegte fieberhaft, wo wir jetzt was zu trinken herbekommen würde. Eigentlich sollte das Gekaufte mindestens noch den nächsten Tag reichen, aber der nächste Tag war ja schon längst angebrochen. Meine Panik – Gedanken verflogen schnell wieder, irgend jemand wird schon was besorgen, wir brauchten schließlich alle den Nachschub. Maren und ich saßen eng bei einander und lallten uns Liebesbotschaften zu. Rolf erzählte von seinem Massagestuhl, den er sich extra von Hand hatte anfertigen lassen, weil man so etwas nicht einfach so zu kaufen bekäme. Man müsste da schon Beziehungen haben, ohne geht gar nichts. Jetzt habe er aber im Großen und Ganzen alles zusammen, die Mädels könnten kommen, und es gäbe eine ganze Menge, die darauf stehen, meinte er. Svantje wurde kurz wach, schrie, dass sie ihre Eltern liebe, und kippte ziemlich heftig vom Stuhl. Sie lag völlig verdreht auf dem Fußboden, das Handy in der Hand und jammerte, jemand sollte ihre Eltern anrufen, damit die wüssten, dass es ihr gut ging. Rolf und ich versuchten, Svantje wieder auf ihren Stuhl zu setzen, es war schwieriger, als wir dachten. Die enorme Menge Alkohol, die wir im Blut hatten, ließ es einfach nicht zu, vernünftige Bewegungsabläufe durchzuführen. Rolf griff Svantje von hinten unter die Arme, weil er der kräftigste von allen war, hob sie hoch, machte dabei aber eine falsche Bewegung und kippte um. Svantje lag kläglich jammernd unter ihm und schrie, er solle sie nicht vergewaltigen. Rolf wollte sich hochrappeln, hielt sich an meinem Sideboard fest und lag in kürzester Zeit unter dem Möbelstück. Es schepperte gewaltig. Ich sah auf die Uhr, es war kurz nach sieben. Nicht dass sich die Nachbarn wieder aufregten, weil es ein bisschen lauter war und am Ende wieder die Bullen vor der Tür standen! Zum Glück geschah nichts dergleichen.

Draußen begann der Tag, es wurde hell und wir konnten unsere Augen kaum noch aufhalten. Maren und ich gingen ins Schlafzimmer, fielen auf das Luftbett und kuschelten uns aneinander. Wir wollten nur noch schlafen. Kurz bevor ich in das Land der Träume versank, dachte ich noch, was für eine schöne Party, doch sie war noch nicht zu Ende.

Ein paar Stunden später. Ich musste dringend auf die Toilette, konnte, aber nicht zuordnen, ob ich träumte. Ich setzte mich aufs Klo und wollte gerade tun, was zu tun war, da wurde ich wach. Zum Glück, es wäre nicht das erste Mal gewesen, dass ich mich im Suff eingepinkelt hätte. Ich schaute kurz zu Maren, sie röchelte leise vor sich hin, schlief aber noch. Vorsichtig versuchte ich aufzustehen, dass

Luftbett wackelte dabei hin und her, und mir war es ein Rätsel, wie man dabei weiterschlafen konnte. Aber sie tat es. Leise schlich ich mich aus dem Zimmer.

Mann, ging mir das Scheiße, und wie spät war es überhaupt? Erstmal aufs Klo, ich konnte es fast nicht mehr halten. Als ich saß, merkte ich, dass sich alles drehte, ich musste unbedingt zwei Benzos zu mir nehmen, damit ich nicht so stark auf Entzug komme. Zu trinken war bestimmt nichts mehr da. Bei dem Gedanken daran, etwas Alkoholisches zu mir zu nehmen, musste ich all meine Kraft aufbringen, um nicht vors Klo zu kotzen. Als ich fertig war und mein Magen sich etwas beruhigt hatte, kramte ich in meiner Hose rum und fand noch zwei Tabletten. Dem Herrn sei Dank, waren meine Worte, jetzt wird alles gut. Durch die Benzos war ich zumindest fürs Erste Krampf- und Delir geschützt und würde nicht das ganz große Flattern bekommen. Allein der Gedanke trieb mir Schweißperlen auf die Stirn. Wenn ich „trocken“ vom Alk war, aber keine Benzos bei mir hatte, war es manchmal wie die Hölle, und es kam nicht selten vor, dass ich schweißgebadet in den nächsten Discounter rannte und mir eine Flasche holte. Seltsamerweise war die Panik sofort weg, wenn ich die Flasche in der Hand hielt, dabei brauchte ich sie noch nicht mal zu öffnen. Die Angst war im selben Moment verschwunden, es war schon komisch. Ein Teufelskreis, war ich auf Alkoholentzug, brauchte ich die Benzos, waren aber keine Benzos da und ich geriet in Panik, brauchte ich das flüssige Gift. „Leider“ war ich so nachlässig, nicht immer Tabletten bei mir zu haben, was ja auch sehr schwierig war, diese Dinger immer vom Hausarzt zu besorgen. Deshalb hatte ich drei Hausärzte, die alle nichts voneinander wussten. Maren war auch immer total scharf auf meine „Heilsbringer“, doch sie schlief noch und ich brauchte nichts abzugeben.

Ich musste jetzt irgendwas Essbares finden, nur eine Kleinigkeit, denn ohne konnte ich nicht rauchen. War deswegen schon paar Mal umgekippt, und das wollte ich nicht riskieren. Im Kühlschrank fand ich eine aufgerissene Packung Käse, nahm mir eine Scheibe und würgte sie herunter. Dabei fiel mir ein, wir hatten alle gestern nichts gegessen. Bei mir war das normal, wenn ich beim Trinken bin, habe ich keinen Appetit, aber die anderen, na ja, egal, ich wollte eine rauchen. Ich spürte eine kleine Wirkung der Tabletten und wurde ruhiger, setzte mich in der Küche auf einen Stuhl, zündete mir eine an und begann so langsam darüber nachzudenken, wo wir Nachschub herbekommen würden. Die Zigarette brachte sofort meinen Puls ziemlich unangenehm in Wallung, doch ich redete mir ein, die Tabletten würden gleich ihre volle Wirkung entfalten, dann ginge es wieder.

Vielleicht geht Rolf los, oder Rolf und ich gemeinsam um ein paar Flaschen zu holen. Wo war Rolf überhaupt? Und was war mit Svantje? Ich beschloss, in Ruhe auf zu rauchen und dann mal einen Blick in das Wohnzimmer zu werfen. Ich hatte starke Erinnerungslücken und versuchte die Nacht aufzuarbeiten. Da war das umgekippte Sideboard, der kaputte Tisch, die Scherben und vor allem, was war mit den anderen beiden geschehen? Ich befürchtete das Schlimmste. Mir graute davor, ins Wohnzimmer zu gehen, aber ich musste.

Los ging es, vielleicht würde es ja nicht so schlimm sein, wie ich dachte. Ich warf einen vorsichtigen Blick in das Zimmer. Es war schlimmer, als ich dachte. Es sah aus wie nach einer Explosion. Überall Scherben, kaputte Möbel, Kippen auf dem Fußboden, Brandlöcher, Blumentöpfe lagen unten, ich wusste nicht, wo ich zuerst hinsehen sollte. Da, Svantje lag mit dem Gesicht auf dem Boden in einer Decke eingewickelt und, Gott sei Dank, sie schlief. Aber wo war Rolf? Ich konnte ihn nicht entdecken. War er vielleicht auf der Toilette, aber das hätte ich gehört? Er war weg. Ich ging vorsichtig, um nicht auf die Scherben und Kippen zu treten, leise in Richtung Svantje. Sie atmete etwas komisch, aber sie atmete. Jetzt bewegte sie sich, drehte sich ein wenig in meine Richtung und ich dachte, „Alter Falter“, was ist mit ihrem Gesicht passiert. Ihre komplette linke Gesichtshälfte war ein einziges „Veilchen“. Mein erster Gedanke war, Rolf hat sie geschlagen, aber so etwas tut Rolf nicht. Dann erinnerte ich mich, dass sie vom Stuhl gefallen war, und dieser Sturz musste ihr Gesicht so entstellt haben.

Plötzlich sah ich aus dem Augenwinkel vor dem Schrank eine Flasche stehen. Ich traute mich kaum hin, denn wenn sie leer war, würde ich ziemlich enttäuscht sein und bestimmt heulen. Halleluja, sie war nicht leer, sie war noch dreiviertel voll. Heute ist mein Glückstag, dachte ich, nahm die Flasche, zog mich sofort in die Küche zurück und setzte mich wieder auf den Stuhl.

Die Tabletten wirkten längst und eine Welle der Erleichterung durchzog mich. Ich war voller Glücksgefühle. Das wird wieder ein schöner Tag, wenn mein Pegel erst mal wieder im normalen Bereich liegt, werde ich klar denken können und wir werden gemeinsam Pläne für den Tag schmieden. Ja, der Tag wird schön, und morgen ist weit weg. Außerdem wird es auch für morgen eine Lösung geben. Also, auf das Leben, auf die Liebe, auf das Glück, was kostet die Welt! Jetzt musste ich es nur noch schaffen zu trinken, ohne zu kotzen.

Ich holte mir eine Tasse aus dem Schrank und füllte sie mit Wasser. Wenn ich den ersten Schluck trinke, muss ich blitzschnell Wasser nachtrinken, sonst kommt der Schnaps im hohen Bogen wieder raus, weil der Geschmack zum Anfang total widerlich ist. Genauso machte ich es, und welch eine Freude, alles blieb drin. Gleich noch einen hinterher. Ich wartete auf die Wirkung, die schnell einsetzte. Eine unglaublich schöne, beruhigende Wärme durchzog meinen Körper, was für ein wunderbares Gefühl, was für eine enorme Entspannung. Ich ließ mich „fallen“ und dachte, es ist doch alles nicht so schlimm mit dem Alkohol, ich darf nur nicht wieder total besoffen sein und muss immer darauf achten, dass Tabletten vorhanden sind. Dann würde mir nichts passieren, und ins Krankenhaus müsste ich auch nicht mehr. Mich überkam eine nicht zu beschreibende Leichtigkeit. Noch einen wohltuenden Schluck, jetzt brauchte ich noch nicht mal mehr das Wasser hinterher kippen, es „schmeckte“ sogar schon wieder ein bisschen. Zigarette an und ein paar richtige Züge nehmen, das ging bei der ersten noch nicht, weil dann Husten und somit Kotzgefahr bestand. Die Buddel war jetzt nur noch halb voll, und wenn die anderen beiden aufwachten, brauchten sie auch was, wir mussten dann dringend einen Weg finden, um

Nachschub zu besorgen. Vielleicht stand ja noch irgendwo etwas herum?

Wo war nur Rolf? Ich ging wieder ins Wohnzimmer und schaute mich um. Jetzt kam es mir nicht mehr so chaotisch vor. Es war zwar viel kaputt, aber wenn wir aufgeräumt und einiges repariert hatten, dann war es bestimmt wieder wohnlich. Svantje murmelte etwas. Ich fragte besorgt, wie es ihr gehe. Sie meinte, sie sei fix und fertig. Wenn sie erst Einmal ihr Gesicht sieht, dachte ich, dreht sie durch. Ich half ihr sich auf den Stuhl zu setzen. Die Schlafzimmertür öffnete sich und Maren kam heraus. Als sie Svantje sah, war ein riesiges Entsetzen in ihrem Blick. Meine Güte, wie siehst du denn aus, waren ihre ersten Worte. Svantje, verstand nicht, was sie meinte, und ging ins Bad. Als ein komischer Laut ertönte, wussten wir, sie hatte in den Spiegel geschaut. Maren und ich sahen uns an und wussten nicht, was wir sagen sollten. Svantje kam zurück. Wenn das meine Eltern sehen, werden sie mich enterben, meinte sie. Ich sagte, sie solle sich zunächst hinsetzen, dann trinken wir etwas und schmieden einen Plan. Ich holte die Flasche und goss jedem etwas ein, jetzt war sie leer. Wir tranken und schwiegen. Svantje würgte, ich gab ihr etwas zum Nachtrinken, danach ging es ihr langsam besser. Maren hatte keine größeren Probleme mit dem Entzug. So langsam besserte sich unsere Stimmung, meine war aufgrund des vorherigen „Genusses“ sowieso schon ganz gut. Wir konnten uns wieder unterhalten und Svantje lachte zwischendurch sogar hin und wieder.

Es klingelte. Mein erster Gedanke: Die Bullen! Nicht ganz so beschwingt wie gestern Nacht ging ich zur Tür und öffnete. Welch eine Freude, Rolf stand vor mir mit zwei Netto-Tüten in der Hand. Als er hereinkam, wurde er mit einem freudigen Hallo von Maren und Svantje begrüßt, denn wir checkten alle sofort, was sich in den Tüten befand. Er war unser Held. Mit einem Schlag verbesserte sich unsere Laune merklich. Die Musik wurde angestellt und alle waren guter Dinge. Wir machten uns über Svantjes „Veilchen“ und über die Nachbarn lustig.

Keiner war vor dem ersten Schluck auf null Promille. Wir hatten alle noch einen beachtlichen Pegel. Bei uns ist es jedoch so, wenn wir glauben morgens nüchtern zu sein, liegt der Pegel immer noch weit über null. Trotzdem haben wir dann Entzugserscheinungen, weil wir „runterkommen“.

Nicht selten, wurde bei mir, wenn ich ins Krankenhaus eingeliefert wurde, ein Promillewert zwischen 3 und 4 gemessen, in Einzelfällen sogar über 4. Kaum vorstellbar für jemand, der nicht Alkoholiker ist. Bei Maren wurde schon mal ein Wert von 5,1 gemessen. Wie eine so zierliche Person diesen hohen Wert erreichen kann, ist mir allerdings schleierhaft. Ein fürchterlicher Zustand, wenn man dann langsam „runterfährt". Ich habe dann nur noch einen einzigen Gedanken, wo und wie bekomme ich jetzt was zu saufen her, damit es mir besser geht. Bei diesem Gedanken wird komplett alles ausgeblendet, der Fokus ist dann ausschließlich auf Alkohol gerichtet. Der Körper schreit regelrecht nach dem Zeug, und alles andere ist egal. Da zählt keine Liebe, keine Freundschaft, kein Benehmen mehr, und man kommt, zumindest war es bei mir so, auf die schrägsten Gedanken. Von Flasche klauen im Discounter, bis hin zum Aftershave und Desinfektionsmittel trinken, war bei mir alles dabei.

Doch all diese Gedanken wollte ich jetzt nicht haben. Also gab es einen großen Schluck, und die Welt war wieder schön. Rolf musste unterwegs schon paarmal die Flasche angesetzt haben, denn er war ziemlich schnell dort, wo er gestern Nacht aufgehört hatte.

Es war gegen Mittag, wir waren richtig gut gelaunt, und so langsam verspürten wir Hunger. Keiner hatte Lust loszugehen, um was zu kaufen. Ich schaute in meinen Kühlschrank. Außer ein paar Scheiben Käse und einem Glas Marmelade war nichts zu finden. Wir beschlossen den Pizza-Service anzurufen, und in der Zwischenzeit könnten wir ja sauber machen.

Das taten wir dann auch, so gut es ging. Wir fegten alles zusammen, versuchten die Möbel aufzustellen, was allerdings schwieriger war, als wir dachten. Beim Sideboard waren 2 Füße abgebrochen. Rolf hatte die geniale Idee, zwei leere Flaschen darunter zu stellen. Das funktionierte auch ganz gut. Es stand jetzt auf einer Seite deutlich höher als auf der anderen, aber es stand. Wir machten sofort ein Foto von unserer tollen Konstruktion, weil es irgendwie witzig aus sah. Beim Tisch ging nichts mehr, der war total Schrott. Zum Glück hatte ich noch Umzugskartons, die noch nicht ausgepackt waren. Zwei zusammen, zwei oben drauf, und fertig war unser Tisch. Wir betrachteten unser Werk, machten noch ein paar Fotos und freuten uns, wie gut wir das alles hinbekommen hatten. Ich war sehr froh, denn immerhin war es meine neue Wohnung. Die Pizza konnte kommen.

Sie kam wenig später, und wir begannen zu essen. Da wir alle schon wieder ganz gut angesoffen waren, möchte ich es fast als fressen bezeichnen. Rolf war darin unser Spitzenreiter. Nicht nur, dass er die Hälfte der Pizza auf seinen Klamotten hatte, nein, auch in seinem Gesicht hatte er die Pizza gut verteilt. Das machte ihm aber nicht viel aus, Hauptsache was im Magen, dann hat man wieder eine Grundlage und kann was drauf kippen, so seine Meinung. Svantje verdrehte mittlerweile schon wieder leicht ihre Augen in verschiedene Richtungen. Sie konnte heute wohl nicht so viel ab. Wir machten die dritte Flasche auf und freuten uns darüber, dass wir uns gefunden hatten. Nach einiger Zeit war dann auch von dieser dritten nichts mehr übrig. Rolf hatte gut vorgesorgt, und somit gab es noch zwei weitere in seinen Tüten. Wir wurden müde und wollten alle ein bisschen schlafen, damit wir am Abend wieder so richtig fit und in Party-Laune waren. Gute Idee. Rolf und Svantje machten es sich auf Decken im Wohnzimmer gemütlich, Maren und ich gingen ins Schlafzimmer und plumpsten auf das Luftbett. Wenig später schliefen wir ein.

Ganz langsam öffnete ich meine Augen, wusste nicht, ob es Morgen oder Abend war. Es war dunkel, wie lange hatte ich geschlafen? Meine Hand griff ins Leere. Maren war anscheinend schon hoch. Ich quälte mich aus dem komischen Bett, brauchte eine Weile um klar denken zu können und ging dann ins Wohnzimmer, aus dem ich Stimmen hörte. Alle drei waren guter Dinge und schauten mich an, als wenn sie mich zum ersten Mal sehen würden. Ich muss wohl ziemlich zerknittert ausgesehen haben, denn sie fingen an, sich über mich kaputt zu lachen. Ich ging ins Bad und sah in den Spiegel. Nicht nur Rolf hatte seine Pizza im Gesicht verteilt. Waschen war angesagt, eigentlich wäre mal duschen dran, aber dazu fühlte ich mich jetzt zu schwach, würde ich machen, wenn es mir besser ginge. Wieder im Wohnzimmer angekommen, brauchte ich sofort eine „Mische". Die Flasche auf dem Tisch war fast leer, ich goss mir den Rest ein, bisschen Limo drauf und fertig. Das Glas trank ich in einem Zug aus.

Ich hatte gerade mal zwei Stunden geschlafen, die anderen waren ungefähr eine halbe Stunde vor mir aufgestanden. Die erste war Maren. Sie musste nachtanken und machte die anderen beiden dadurch wach, die dann auch gleich wieder dabei sein wollten. Ich fragte besorgt in die Runde, wie viel wir noch hatten. Eine Flasche, sagte Rolf. Mist, wir mussten also nochmal los. Diesmal kam ich nicht drum herum, diesmal musste ich gehen, oder zumindest mitgehen. Jeder schaute, wie viel Geld noch vorhanden war, wir hatten noch genug. Die letzte Flasche wurde „entkorkt". Ich hatte anfangs noch ziemlich heftige Kopfschmerzen, die dann aber schnell verflogen als ich das zweite Glas in mich rein schüttete. Rolf und ich zogen uns Jacke und Schuhe an, Rolf war barfuß, er fand seine Socken nicht. Ich sah, dass Einiges von der Pizza auf dem Boden lag und bei Rolf an den Füßen klebte. Jetzt sauber machen? Keine Lust, wir wollten unbedingt Nachschub holen, dann können wir uns das immer noch überlegen, und außerdem ist morgen auch noch ein Tag.

Los ging es zum Netto. Unterwegs lud Rolf sämtliche Frauen, denen wir begegneten, zu unserer Party ein. Komischerweise konnte er aber keine von dieser genialen Idee überzeugen. Ich musste ständig lachen. Rolf machte sich keinen Kopf. Wir kauften 10 Flaschen Wodka, 2 große Cola und ein Paket Bockwurst. Das sollte reichen, um die nächsten Tage nicht das große „Flattern" zu bekommen. Zu essen konnten wir uns immer noch mal was holen, und zur Not gab es ja den Pizza-Service. An der Kasse machte Rolf seine üblichen Späßchen, zum Glück hatte ich einen angenehmen Pegel, dadurch war mir nichts peinlich. Ich glaube, die Kassiererin war froh, als wir endlich bezahlt hatten und weg waren. Rolf meinte, als wir draußen waren, wir müssten zunächst mal einen Schluck nehmen und eine rauchen. Das taten wir auch, und dann gingen wir zurück. Ich freute mich auf zu Hause, besonders auf Maren. Vielleicht geht ja heute noch was. Die Potenz verringert sich mit zunehmender Promillezahl deutlich, aber das hinderte mich nicht daran weiter zu trinken. Wird schon gehen, dachte ich.

Endlich waren wir zurück. Maren und Svantje warteten schon sehnsüchtig auf uns, sie hatten nichts mehr zu trinken. Stolz präsentierten wir eine Flasche nach der anderen. Große Erleichterung war zu spüren. Keiner fragte nach etwas zu essen, die Bockwurst verschwand ohne große Worte im Kühlschrank. Wir tranken alle gerne Wodka, zum einen bekommt man ihn besser runter als den Klaren, zweitens hat er mehr Prozente, was für uns immer sehr wichtig war, jedenfalls solange wir Geld hatten. Wenn das Geld knapp wurde, kam es bei mir nicht selten vor, Wein aus dem Tetrapak zu trinken. Das war aber immer eine Tortur, weil ich dadurch Schmerzen ohne Ende bekam und sehr oft kotzen musste. Ich habe diese chronische Magenschleimhautentzündung, wenn dann noch solche Getränke wie Wein in meinem Körper kamen, brannte in mir alles und brach letztendlich aus mir heraus. Aber auch das hinderte mich nicht, es trotzdem zu tun, denn ich brauchte den Alkohol, der trotz all dem Erbrechen, abgeschwächt im Blut landete und seine Wirkung entfaltete.

Svantjes Handy bimmelte. Es waren ihre Eltern, die sich verständlicherweise große Sorgen machten. Wenn Svantje telefonierte und Alkohol im Blut hatte, gestikulierte sie immer sehr stark, von da her war es keine große Überraschung, dass sie ihr volles Glas vom „Tisch“ fegte. So eine Scheiße, schrie sie ins Telefon und ging dann aber ins Schlafzimmer. Was sie ihren Eltern erzählte, wussten wir nicht, spielte für uns auch keine Rolle. Sie kam wieder, ich hatte inzwischen die Pfütze mit Rolfs Pullover weggewischt und ihr wieder ein gefülltes Glas hingestellt.

Es klingelte schon wieder, der Hausmeister stand vor der Tür und gab mir wortlos einen Brief. Ich schmiss ihn irgendwo in die Ecke und machte mir überhaupt keine Gedanken, warum ich um diese Zeit einen Brief bekam. Mich interessierte noch nicht einmal der Absender. Wir lachten, sangen, tranken, lallten, und die Stunden vergingen.

Irgendwann wurden wir alle ruhiger. Svantje rutschte ganz langsam vom Stuhl, kullerte auf den Laminatboden, schaffte es noch sich eine Decke überzuziehen und schlief augenblicklich ein. Rolf ging ins Badezimmer und verbrachte da eine Ewigkeit. Maren und ich küssten uns leidenschaftlich und gingen dann ins Schlafzimmer, weil wir es nicht mehr aushielten.

Plötzlich sah ich einen Mann in der Tür stehen, der den Blick durch das Zimmer schweifen ließ.

Wer war das? Maren und ich ließen sofort voneinander ab und zogen uns die Decke über die Körper. Der Mann verließ wortlos und kopfschüttelnd das Zimmer, und wir hörten, wie er mit Svantje redete. Sie lallte ihm zu, er solle im Auto warten, sie käme gleich. Bei ihrem letzten Telefonat im Schlafzimmer hatte sie wohl versucht ihrem Vater zu erklären, wo sie sich befand. Anscheinend mit Erfolg, denn es war ihr Vater, der plötzlich in der Wohnung war. Wie ist er in die Wohnung gekommen? Wir hatten kein Klingeln gehört. Svantje hatte kurz bevor er da war noch mit ihm telefoniert und ihm dann die Tür geöffnet. Er musste einen entsetzlichen Schreck bekommen haben, als er seine Tochter sah. Daraufhin hatte er sich in der Wohnung umgesehen. Ich konnte mir gut vorstellen, dass er, nachdem er alles gesehen hatte, unter einem Schock litt. In was war seine Tochter da bloß hinein geraten! Die Wohnung sah aus wie ein Schlachtfeld, und seine Tochter war vollkommen entstellt im Gesicht.

Svantje verabschiedete sich von uns, versuchte immer wieder zu sagen, dass es die beste Party war, die sie jemals erlebt hatte, und stolperte dann durch die Tür. Weg war sie. Wir haben sie erst nach langer Zeit wiedergetroffen. Natürlich auf der F5.

Maren und mir saß der Schreck in den Gliedern, jetzt ging nichts mehr. Rolf, der im Flur lag, hatte die ganze Situation anscheinend nicht mit bekommen oder er war so verballert, dass es ihm egal war. Er rollte sich auf die Seite und schlief wieder ein.

Mein Weg führte mich ins Wohnzimmer, ich brauchte jetzt etwas. Maren kam aus der Dusche und setzte sich zu mir. Unsere Stimmung war bedrückt. Mittlerweile war es schon wieder mitten in der Nacht. Wir hörten von Rolf her sein lautes Schnarchen und grinsten. Kurz darauf verstummte das Schnarchen. Rolf versuchte aufzustehen, dabei gab er Laute von sich die uns an Grunzgeräusche erinnerten. Wir lachten, was machte er da nur? Dann torkelte er in der Unterhose zu uns ins Wohnzimmer und fragte nach dem Verbleib der nackten Frau, die eben noch bei ihm gewesen sei. Entweder hatte er das geträumt oder er hatte Halluzinationen. Dann setzte er sich auf den Stuhl, um im selben Augenblick seitlich mitsamt ihm umzukippen. Er konnte gerade noch so eine angefangene Flasche greifen, die er mit nahm. Er trank im Liegen und schlief augenblicklich wieder ein. Zum Glück war Maren so geistesgegenwärtig ihm die Flasche zu entreißen, damit sie nicht auslief. Kurze Zeit später wurde er wieder wach.

Man bekommt keinen vernünftigen Schlaf mehr, wenn man ständig im Suff ist, wacht immer wieder schnell auf, weil die Promillezahl sinkt und man dadurch nachtanken muss. Rolf wollte sich an den Umzugskartons hochziehen, fiel aber immer wieder nach unten, riss dabei einige Flaschen mit, deren Inhalt sich in den Kartons verteilte. Mir war egal, wie meine Klamotten und Bücher dadurch versaut wurden, schlimmer war, dass das kostbare Getränk auslief. Aber eigentlich war noch genug da. Maren und ich versuchten Rolf auf den Stuhl zu setzen, und irgendwann gelang es uns sogar. Die Party-Laune war jetzt nicht mehr so toll wie am Vorabend. Trotzdem konnten wir uns ganz gut unterhalten und hatten dabei Spaß.

Den nächsten Tag verbrachten wir nur noch mit trinken und schlafen. So wie wir die Augen öffneten, mussten wir Wodka in uns rein kippen. Manchmal kam er im hohen Bogen wieder raus, dann ein erneuter Versuch, so lange bis er drin blieb. Dann tranken und rauchten wir und konnten uns kaum noch unterhalten. Jeder war mit seinen Gedanken bei dem schrecklichen Entzug, der uns erwartete. Tabletten hatte ich nicht mehr, der Schnaps war auch fast alle, außerdem war Sonntag, die Tanke weit weg, und Geld war so gut wie keines mehr da. Ich fragte mich, wo nur die ganze Kohle geblieben war.

Es ging uns immer so, zum Anfang war von allem genug vorhanden und nach ein paar Tagen: nichts mehr. Ich kannte das alles sehr gut! Diesmal schwor ich mir aber nicht ins Krankenhaus zu gehen. Ich wusste, wenn der Entzug kommt und ich keine Tabletten, keinen Schnaps mehr habe, kann das böse enden. Krampfanfälle und Delir hatte ich schon des öfteren. Trotzdem, ins Krankenhaus gehe ich nicht schon wieder.

Wir hatten noch so viel, dass wir die Nacht halbwegs „überleben“ konnten.

Einer Eingebung zu Folge öffnete ich den Brief, den mir der Hausmeister überreicht hatte. Mal sehen was drin stand. Ich traute meinen Augen nicht, musste ihn immer und immer wieder lesen. Das war das Aus. Ich zeigte ihn unter Tränen Maren. Auch sie war völlig fassungslos. Es war die Kündigung. Ich musste innerhalb von 14 Tagen die Wohnung räumen und in einen ordnungsgemäßen Zustand verlassen. Ich hatte ab heute noch genau zehn Tage. Wir hatten alle nicht mehr mitbekommen, wie lange wir schon dieses Gelage durchzogen. Ein Tag fehlte mir komplett.

Ich war jetzt nur noch leicht angesoffen und verstand, was ich las. Wie sollte ich das bloß machen? Ich musste unbedingt am nächsten Tag mit dem Hausmeister reden. Vielleicht gab es noch eine Chance. Rolf sagte, ich soll mich nicht so fertig machen, es gibt immer eine Lösung, wo ein Wille ist, da ist auch ein Weg. Ich hätte jetzt gerne auf seine klugen Sprüche verzichten können, er hatte gut reden, war ja nicht seine Wohnung. Rolf hatte keine Wohnung und lebte die meiste Zeit auf der Straße. Das stand mir jetzt also auch bevor. Wir suchten alles an Schnaps zusammen und kamen dabei auf fast zwei volle Flaschen. Die sollten uns durch die Nacht bringen. Als wir alles ausgetrunken hatten, schafften wir es dann auch alle drei zu schlafen.

Wenn man auf Entzug kommt, beginnt der Alptraum beim Aufwachen. Während man schläft, vorausgesetzt man kann schlafen, ist man zwar sehr unruhig, aber man schläft und träumt. Irgendwann wacht man wieder auf und dann beginnt der wahre Alptraum.

Der nächste Morgen. Mein erster Gedanke, kein Schnaps mehr. Dann die Erinnerung an den Brief. Mir ging es von Minute zu Minute immer schlechter. Wenn ich wenigstens noch Tabletten hätte! Doch so sehr ich auch suchte, ich fand nichts, keinen Schnaps, keine Tabletten. Wie sollte ich bloß diesen Tag überstehen, zumal ich wusste, dass ich immer noch was im Blut hatte und es langsam schwand. Ich trank Wasser und rauchte eine, mir war egal, ob mir dabei schwindelig werden würde. Schweißausbrüche hatte ich sowieso schon. Wer weiß, wie lange ich noch rauchen könnte, denn wenn ich später voll auf Entzug bin, kann ich höchstens nur noch paar Züge rauchen, und selbst die bringen meinen Kreislauf völlig durcheinander. Dazu werden die Angstattacken, das Zittern, die furchtbaren Gedanken, das Schwitzen, vielleicht ein Krampfanfall und Delir kommen. Das alles ging mir durch den Kopf. Wir wussten, dass uns die Droge Alkohol enorm schädigte, immer und immer wieder! Wir wussten auch, dass wir nur mit einer vollkommenen Abstinenz unser Leben retten und in eine vernünftige, vielleicht sogar zufriedene Richtung lenken konnten, dennoch gaukelte unser Verstand uns die teuflische Illusion vor, dass nur der Alkohol der wahre Heilsbringer ist!

Maren kam in die Küche. Ihr ging es auch sehr schlecht. Sie wollte vorerst nach Hause, nach dem Rechten sehen, versprach aber, mir beim Saubermachen zu helfen. Jetzt war ich allein mit Rolf, und ich merkte, wie der Entzug stark und stärker wurde. Rolf verließ auch irgendwann die Wohnung, keine Ahnung, wohin er wollte.

Ich war allein. Was haben wir nur getan? Die beste Party, hatte Svantje bei ihrem Abgang gesagt. Doch es war wie immer. Die ersten Tage waren voll der Hit – und dann? Dann tranken wir nur noch, weil unsere Körper das Gift forderten. Solange genug da war, machten wir uns keine Sorgen. Doch das „Erwachen“ lässt sich nicht aufhalten. Es kommt immer, gnadenlos, erbarmungslos. Ich heulte vor mich hin. Das Schlimme ist, ich hatte ja schon am ersten Tag genau gewusst, was mich erwartete, ich hatte gewusst, dass irgendwann wieder alles im Chaos enden würde. Warum machen wir Alkis uns immer wieder etwas vor? Warum glauben wir immer wieder, wir haben alles unter Kontrolle, und warum denken wir immer wieder, dieses Mal wird es auf gar keinen Fall so schlimm? Diesmal schaffen wir es. Es geht nicht, wir schaffen es nie! Solange wir uns nicht vom Alkohol lossagen, müssen wir den Entzug wieder und wieder erleben.

Wie auch immer. Ich wusste, wenn ich es jetzt alleine durchziehe, kann es für mich lebensgefährlich sein. Auch die Ärzte raten immer wieder, niemals einen „kalten Entzug“ zu machen, denn es könnte der Letzte sein. All das wusste ich, und noch neun Tage bis ich die Wohnung verlor.

Für einen Tag ein Star

Dieses Kapitel beschreibt eines meiner Delirs, die man eigentlich nicht beschreiben kann. Ich werde es dennoch versuchen, um wenigstens einen ungefähren Einblick in die Realität eines Alkoholkranken während eines kalten Entzuges zu bringen. Es gehörte zu den eindrucksvollsten, prägnantesten Erlebnissen, die ich jemals hatte!

Vier Tage schon auf Entzug! Keine Aussicht auf Alkohol. Der hätte geholfen. Da ich aber kein Geld und keine Kraft mehr hatte, ließ ich es über mich ergehen, in der Hoffnung, nur noch ein paar Tage, dann geht's wieder aufwärts. Die meiste Zeit lag ich auf meinem Luftbett, in dem sich keine Luft mehr befand. Ab und zu stand ich auf, um Reste von Tabakkrümeln zu finden, immer in der Hoffnung, mir daraus eine Zigarette „bauen" zu können. Jedes Mal, wenn ich rauchte, dachte ich, mein Kreislauf bricht völlig zusammen, dennoch hielt es mich nicht davon ab.

Im Grunde genommen hätte ich unbedingt ins Krankenhaus gemusst, dort wird ständig alles kontrolliert, die Schwestern kommen alle paar Minuten rein, um zu sehen, ob man noch lebt. Dort gibt es alle möglichen Medikamente gegen diese enorme, nicht zu beschreibbare Unruhe. Vor allem aber gibt das Krankenhaus Sicherheit. Ich war völlig am Ende, nahm aber nicht das Telefon in die Hand, was zumindest die Rettung ins Krankenhaus gebracht hätte. Ich schämte mich, wenn ich daran dachte, dass der Rettungsdienst schon wieder kommen müsste. Mittlerweile war ich bekannt in Güstrow, insbesondere bei den Rettungssanitätern oder den Polizisten. Ich malte mir aus, was sie sagen oder denken würden, wenn sie mich schon wieder in diesem erbärmlichen Zustand sähen. Es wäre nicht das erste Mal, dass vor dem Haus alle möglichen Einsatzkräfte standen. Dazu dann auch noch der Menschenauflauf! Nein, ich konnte nicht.

Meine Gedanken schweiften zum Krankenhaus, zur Entgiftungsstation, auf der mich jeder kannte. Ich hatte fast noch mehr Angst vor dem Krankenhaus selbst als vor dem kalten Entzug. Was wird das Pflegepersonal sagen, wenn ich schon wieder eintreffe? Es war in den letzten drei Jahren einfach zu oft passiert.

Ich konnte den Rettungsdienst nicht alarmieren – lieber sterbe ich hier in der Wohnung, es sieht sowieso nicht mehr besonders gut für mich aus. Selbst wenn ich ins Krankenhaus käme, was wäre danach? Geht alles wieder von vorne los? Immer der gleiche Kreislauf ... Trinken bis zur Besinnungslosigkeit, dann völliges Abrutschen in die Tiefe, Rettungswagen, Entgiftung und dadurch Erholung des Körpers (nicht der Psyche!), dann Entlassung, und alles beginnt von Neuem. Was für ein elendes Leben. Ich schrie nicht zum ersten Mal zu Gott: Warum lässt du mich nicht einfach verrecken? Warum nur habe ich diese Scheißkrankheit? Warum hilft mir keiner? Wo ist mein schönes Familienleben hin?

Eine unglaubliche Angstattacke erfüllte mich, ich musste mich unbedingt wieder hinlegen. Auf meinem „Luftbett“ angekommen, hörte ich nur noch in mich hinein, und ich hörte nichts Gutes. Diese permanente Unruhe machte mich kaputt, dann waren da auch noch die kleineren Krämpfe in den Beinen, bei denen ich sofort dachte, jetzt geht's los, ein Krampfanfall. Ich hatte schon einige hinter mir, bei Zweien hatte ich mir während des Anfalls auf die Zunge gebissen. Nach dem Aufwachen waren mein Gesicht und meine Klamotten völlig blutverschmiert gewesen.

Während einer Entgiftung hatte ich so einen Anfall bei einem Patienten mitbekommen. Diesen Moment werde ich niemals vergessen. Ein grausamer Anblick. Ich beneidete die Menschen nicht, die mich während meiner Anfälle gesehen hatten, denn jedes Mal, wenn es passierte, waren Leute um mich herum. Dachte ich jedenfalls. Es ist gut möglich, dass ich auch Anfälle bekam, während ich allein war. Man merkt nicht, wann ein solcher Anfall kommt. Er kommt ohne Vorwarnung. Wenn man wieder aufwacht, weiß man von nichts.

Ich wollte sterben, hatte aber trotzdem vor nichts mehr Angst als vor einem solchen Anfall, dann nahm ich lieber das Delir in Kauf, wobei natürlich auch beides während des Entzuges auftreten kann. Im Krankenhaus bekommt man sofort Carbamazepin und ist zumindest gegen diese Anfälle geschützt, sofern man Glück hat. Ja, im Krankenhaus, aber da war ich nicht!

Es begann langsam, ich wusste, aber dass es begann. Ich sah zuerst Bewegungen in den Bildern, die an der Wand hingen, in den Gardinen, und was sich sonst noch alles so vor meinen Augen bewegte. Formen oder Farben von Gegenständen veränderten sich, die nicht der Realität entsprachen. Es kamen kleine Tiere auf mich zu, die ich noch nie in meinem Leben gesehen hatte. Sie sahen aus wie Wesen aus einer anderen Welt. Sehr beeindruckend, Angst hatte ich nicht. Ich bewunderte das Gehirn, was es alles hervorbringen konnte. Dann verschwanden die Wesen wieder. Ich rauchte wieder eine, und diesmal rebellierte mein Kreislauf nicht so stark wie bei den anderen Zigaretten. Bis zu diesem Zeitpunkt wusste ich noch, dass ich volle Kanne auf das Delir zusteuerte, hoffte aber, es vergeht wieder, hoffte, ich könnte einschlafen.

In einem meiner Blumentöpfe saß ein kleiner Vogel. Ich dachte, er ist durch das offene Fenster gekommen und hat es sich im Topf bequem gemacht. Im selben Augenblick, wurde mir klar, dass es losgeht. Angst stieg in mir auf. Solange mir bewusst war, dass es zum Delir kommen konnte, war die Angst absolut existent. Sie war real, sie war greifbar. Ich hoffte aber immer noch, dass es vergehen würde, denn wenn es kam, musste ich unbedingt Vorsichtsmaßnahmen treffen. Dazu zählte u. a., die Balkontür so weit zu versperren, dass ich keine Möglichkeiten hatte raus zu gehen. Dabei ließ ich mir alles Mögliche einfallen. Vom Seil, welches ich durch den Balkontürgriff um die Heizung wickelte und so fest verknotete, dass ein Rauskommen unmöglich erschien, bis zum Verbarrikadieren der besagten Tür mit blauen Müllsäcken, die zahlreich bei mir herumstanden, mit Umzugskartons, oder mit Stühlen. Hoffentlich bekomme ich es während des Wahns nicht trotzdem alles auf, denn ich wohnte im 4. Stock und das wäre fatal! Es ist nicht selten vorgekommen, dass Menschen, die sich im Delir befanden, glaubten, sie könnten fliegen. Der kleine Vogel im Blumentopf war noch da. Ich beobachtete ihn, hörte ihn deutlich piepsen. Ob er wieder raus wollte?

(Hier muss ich anmerken, dass ich mich ab diesem Zeitpunkt komplett im Delir befand, keinerlei Entzugserscheinungen mehr hatte und völlig in eine nicht existierende Welt eintauchte. Ich erlebte das Ganze nicht mehr bewusst, meine Realität war jetzt eine andere!)

Ich ging an das Fenster, um dem Vogel hinaus zu helfen. Dort angekommen war er jedoch weg. Gut, dachte ich, er hat es in die Freiheit geschafft. Ich legte mich wieder hin, und er war aufs Neue da. Doch jetzt begann er sich zu verwandeln, eine Katze saß plötzlich im Topf. Ich freute mich, ich war nicht mehr allein. Ich rief und lockte die Katze, sie sollte zu mir kommen. Sie tat es nicht, war wohl mit sich selbst beschäftigt.

Entzugserscheinungen hatte ich nicht mehr, zum Glück. Ja, ich fühlte mich sogar relativ wohl. Ich konnte, ohne das ich am ganzen Körper zitterte, aufstehen und durch die Wohnung spazieren. Durch meinen Kopf geisterten Pläne. Zigaretten mussten her, und was noch wichtiger war, Maren anrufen, denn ich wollte sie wiedersehen.

Plötzlich hörte ich Stimmen und Schritte auf meinem Flur. Hurra, Maren ist da. Aber mit wem unterhielt sie sich? Ich stand auf, um nachzusehen. Komisch, es war niemand da. Die Stimmen mussten wohl aus dem Treppenflur gekommen sein. Ich setzte mich wieder und dachte nach. Was war eigentlich in den letzten Tagen passiert? Ich wusste es nicht, und es war mir auch egal. Dann wieder die Schritte und Stimmen. Das musste sie sein, ich hörte sie ganz deutlich in meiner Wohnung mit jemandem reden. Also wieder auf den Flur, wieder keiner da.

Das Telefon, wo war es nur? Ich schaute mich von meinem Stuhl aus um, ging durch die Wohnung und fand es schließlich im Schlafzimmer. Natürlich, es war aus und der Akku leer. Nun musste ich das Ladekabel suchen, denn ohne dem ging nichts. Ich fand etliche Ladekabel, nur nicht das passende. Egal, ich suchte mir ein paar Tabakkrümel zusammen, um eine durchzuziehen. Danach würde ich weitersuchen.

Als ich genüsslich rauchte, klingelte es an der Tür. Zu meinem Erstaunen war niemand da, als ich die Tür öffnete. War wohl wieder so ein Klingelstreich. Aber es klingelte erneut. Da ich mich noch im Flur befand, konnte ich die Wohnungstür schnell öffnen, doch wieder keiner da. Ich setzte mich auf den Stuhl und wurde ein wenig müde. Es war eine komische Müdigkeit. Einerseits fielen mir fast die Augen zu, andererseits wollte ich unbedingt alles mitbekommen, was um mich herum geschah.

Draußen wurde gefeiert, ich hörte laute Musik und wollte dabei sein. Es war dieser coole Beat, den ich so sehr mochte. Mir fiel auf, dass der Song ewig lange lief und immer wieder von vorn begann. Plötzlich bemerkte ich, dass es mein Song war. Ja, es war der Song, den ich zuletzt am Computer geschrieben hatte. Wie geil ist das denn! Da draußen in der Welt wurde mein Song gespielt. Endlich war es so weit, endlich hatte ich es mit diesem Lied geschafft. Vor lauter Freude tanzte ich in der Wohnung herum, ging zum Balkon, wunderte mich, dass dort alles zugestellt war und entschied mich dann für ein anderes Fenster. Ich öffnete es und hörte jetzt ganz klar und deutlich mein Lied. Ich rief unten den Leuten zu, ob sie wüssten, von wem dieses Lied sei? Es reagierte aber keiner. Ich sang am offenen Fenster mit, schließlich kannte ich ja den Text.

Es klingelte wieder an der Wohnungstür. Zu meiner großen Überraschung stand Manja in der Tür. Ich mochte sie sehr gerne. Doch warum war sie hier? Ich ließ sie rein und erzählte ihr sofort von dem Song. Ich war voller Begeisterung. Manja auch, sie freute sich mit mir (später wurde mir klar, dass sie dieses Spiel einfach mitmachte. Es war genau richtig und sehr professionell, sie hatte wahrscheinlich die Erfahrung und wusste genau, was zu tun war).

Super, ich war nicht allein, der Song wurde immer noch gespielt. Manja und ich unterhielten uns. Von draußen rief mir jemand zu. Ich ging ans Fenster, um zu sehen, wer es war. Der Radiomoderator vom Haus gegenüber, in dem sich ein Radiosender befand, sagte, ich solle rüber kommen, damit wir gemeinsam den Song im Radio präsentieren könnten. Meine Freude wurde immer größer. Ich komme gleich, rief ich ihm zu und ging ins Zimmer zurück. Vor lauter Aufregung wusste ich nicht, was ich zuerst machen sollte. Manja meinte, ich solle mich beruhigen. Okay, das versuchte ich dann auch. Zwischenzeitlich war Maren im Zimmer, ich hatte gar nicht mitbekommen, wann sie gekommen war.

Maren war anders drauf als Manja. Die beiden kannten sich. Ich mochte beide sehr gerne. Als ich Maren fragte, was sie davon hielt, dass mein Song gespielt wurde, meinte sie nur, ob ich nicht ganz dicht wäre, da liefe kein Song. Ich war sauer auf sie, warum gönnte sie mir nicht den Erfolg? Warum freute sie sich nicht so wie Manja mit mir? Irgendwie wirkte sie genervt. Warum nur? Ich versuchte ihr immer wieder klarzumachen, wie viel mir das bedeutete, und dass ich gleich zum Sender rüber gehen würde. Sie schrie mich an und sagte, ich solle mal wieder herunterkommen, doch ich wusste nicht, was sie meinte. Sie fasste sich dann nur noch an den Kopf.

Manja riet mir, ich müsste mich zunächst einmal frisch machen, denn so könnte ich nicht im Sender auftauchen. Sie hatte recht und ich verschwand ins Bad.

Als ich zurückkam, standen drei Rettungssanitäter und ein Arzt im Zimmer. Was wollen die denn hier, dachte ich. Sie sprachen sehr ruhig mit mir und wollten nur Puls und Blutdruck messen. Warum? Mir ging es gut, was sollte das Ganze überhaupt? Nach einigem Hin und Her ließ ich mich untersuchen. Blutdruck normal, Puls normal, also, dann konnten sie ja wieder gehen. Sie gingen aber nicht. Der Arzt sagte, sie müssten mich zur Kontrolle mit nehmen. Ich fing an zu lachen und fragte ihn, ob bei ihm im Kopf alles in Ordnung sei. Offensichtlich befände ich mich im Delirium, war seine Antwort. Merkte der eigentlich noch was? Manchmal fragt man sich wirklich, was mit den Rettungsleuten los ist. Okay, sie haben mir schon sehr oft das Leben gerettet, dafür bin ich unendlich dankbar, aber das ging hier ja nun wirklich ein bisschen zu weit. Ich fühlte mich völlig gesund, konnte klar denken, meine besten Freundinnen waren da, und der Song lief immer noch.

Ich ging ans Fenster und rief dem Radiomoderator zu, dass er sich ein klein wenig gedulden solle, ich hätte hier noch was zu klären, dann käme ich rüber. Er wolle gleich mit mir auf Sendung gehen, deshalb solle ich mich beeilen, rief er zurück. Warum sagten Maren und Manja eigentlich nichts dazu, im Gegenteil, sie redeten behutsam mit mir und rieten mir, ich solle doch mitfahren, es sei besser für mich.

Okay, sie haben gewonnen und los geht's, doch ich möchte schnell wieder zurück sein, kann mich doch nicht durch so ein Missverständnis aufhalten lassen.

Am Blaulichtauto angekommen, rief ich nochmal über die Straße zum Moderator, der am Fenster stand, ich bin gleich wieder da. Auf der Straße standen Menschen, die mir zujubelten. Was für ein geiles Gefühl. Ich war endlich ein Star!

Wir fuhren los, Maren fuhr mit ihrem Auto hinterher. Im Krankenhaus angekommen musste ich mich zunächst in der Wartezone der Notaufnahme setzen. Was für ein Wunder, aus den Boxen des Warteraums lief mein Song. Ich strahlte. Sah mich um und bemerkte, dass die Menschen die hier waren, keine Notiz von dem Lied nahmen, warum auch immer. Wahrscheinlich waren sie zu sehr mit ihren Leiden beschäftigt, was ich auch verstehen konnte. In der Notaufnahme sitzt keiner grundlos, außer natürlich heute ich.

Maren kam rein und setzte sich wortlos neben mich. Ich wies sie auf die Musik hin, die gerade im Radio lief. Sie sagte nichts. Ich fragte sie, ob sie sich nicht darüber freute? Darauf hin raste-te sie plötzlich völlig unbegründet aus, fragte mich, ob ich jetzt völlig durchgedreht sei und meinen Verstand total versoffen hätte. Was war nur los mit ihr? Wir hatten dann einen ziemlich heftigen Streit, worauf hin sie das Krankenhaus verließ. Sollte sie nur, ich bin bestimmt gleich an der Reihe und dann wird sich alles aufklären. Hoffentlich hatte meine Lieblingsärztin Dienst, sie würde mich verstehen. Wie oft hatte sie mir schon bei Entgiftungen geholfen, wie oft hatte sie mit mir über meine sehr breit gefächerten Probleme gesprochen, sie verstand etwas auf ihrem Gebiet und konnte sich ganz genau in das Gehirn eines Alkis hineinversetzen.

Ich wurde aufgerufen, und was für ein Glück, meine Lieblingsärztin erwartete mich. In ihrem Dienstzimmer hörte ich wieder klar und deut-lich meinen Song. Ich sah sie freudig an und sagte stolz, dass es mein Lied sei. Sie fand das gut, untersuchte mich und wollte mich zur Be-obachtung, wie sie sagte, zunächst auf der „Ge-schlossenen“ behalten. Das brachte mich völlig aus dem Häuschen. Ich kannte die „Geschlossene“ durch einige vorherigen Aufenthalte in diesem Krankenhaus und wollte unter keinen Umständen hier bleiben. Sie erzählte mir, dass ich vielleicht einen Herzinfarkt, Schlaganfall oder ähnliches bekommen könnte, weil ich stark unter Stress stand. Warum sagte sie so etwas? Ich war nicht gestresst, hatte aber so langsam das Gefühl, dass sich alle gegen mich verschworen hatten. Ja, ich hatte die letzte Zeit wieder Unmengen gesoffen, hatte auch die ersten Tage heftigen Entzug zuhause, aber jetzt ging es mir gut! Aus ärztlicher Sicht, müsse sie mich hier behalten, könne das aber nicht gegen meinen Willen tun.

Nicht gegen meinen Willen, das bedeute für mich, ich konnte endlich gehen. Erhobenen Hauptes spazierte ich durch die Ausgangstür, unterhielt mich noch mit ein paar Bekannten an der Raucherecke, meinte, die haben mich „aus Versehen“ eingeliefert, und ging zum Bus. Maren hatte mir kurz vor ihrem Weggang einen Fünfer gegeben, damit ich mir paar Zigaretten kaufen könnte. Sie dachte, dass ich da bleiben müsste, doch sie hatte sich geirrt.

Ich ging zur Bushaltestelle und wartete paar Minuten, um dann nach Hause zu fahren. Im Bus, wie konnte es anders sein, hatte der Busfahrer genau den Sender eingestellt, der das Lied spielte. Ich erzählte allen Leuten im Bus, dass ich der Songwriter war. Manche sahen mich merkwürdig an, andere sagten gar nichts. Ja, war schon klar, ich konnte sie verstehen, wie soll man sich auch sonst verhalten, wenn plötzlich so ein Shootingstar neben einem im Bus sitzt.

Zu Hause angekommen, lehnte ich mich auf meinem Stuhl zurück. Dann überlegte ich, Maren anzurufen. Erstmal nicht, ich musste so schnell wie möglich rüber zum Sender, denn es war schon zu viel Zeit verloren gegangen durch meinen kurzen Krankenhausaufenthalt.

Das Handy klingelte, super, dachte ich, der Sender ruft an, aber es war eine Bekannte, die mit mir einfach so quatschen wollte. Wie es mir geht, und was ich so mache, ob ich beim Trinken bin und alles solche Sachen. Ich erzählte ihr sofort von dem Song, der jetzt in den Charts ist. Sie fand das total cool und sagte, sie freue sich riesig, mich zu kennen. Wir unterhielten uns eine ganze Weile, bis ich ihr sagte, das ich auflegen muss, weil ich noch rüber zum Sender will.

Ich ging auf die andere Straßenseite und leider war der Moderator am Fenster nicht mehr zu sehen. So ein Pech, dachte ich und fing an die Namensschilder an den Eingangstüren abzuchecken. Da ich nichts fand, klingelte ich hier und da, klopfte gegen die Türen und rief den Leuten zu, wo ist der Sender?

Ganz unerwartet standen plötzlich ein paar Polizisten um mich herum.

Warum die da waren, ein Rätsel, aber es gab kein Entkommen. Am Ende des Tages, befand ich mich dann doch fixiert und ruhig gestellt auf der Station, die ich so sehr fürchtete. Es war, wie schon so oft, die „Geschlossene“.

Ein Delir vergisst man nicht. Obwohl es eine völlig andere, nicht existierende Welt ist, in der man sich befindet, sieht man diese Welt für sich als realistisch an. Wenn es vorüber ist, kann man sich dennoch an jede Einzelheit erinnern. Ich kann mir heute noch jedes Delir ins Gedächtnis rufen. Dieses jedoch war das Faszinierendste!

Geteiltes Leid

Sie war schon etwas Besonderes. Wir hatten keine partnerschaftliche Beziehung mehr, konnten aber dennoch nicht so richtig voneinander lassen. Immer wieder kreuzten sich unsere Wege, meistens auf der F5.

Maren befand sich gerade auf Wohnungssuche, und wie der Zufall es will, bekam sie schließlich eine im selben Aufgang, in dem ich wohnte. Unsere Wohnungen lagen einander genau gegenüber. Ich hatte Glück, nach dem Rauswurf aus der vorherigen Wohnung nochmal ein Domizil gefunden zu haben. Diesmal wolle ich es nicht wieder versauen.

Maren zog ein. Ihr Zuhause war im Gegensatz zu meinem perfekt eingerichtet. Ich hatte keine Möbel, nannte nur einen kleinen Tisch mit Stuhl, ein paar Umzugskartons, einige blaue Säcke und ein Luftbett, aus dem die Luft immer wieder entwich, mein Eigen. Bei Maren befand sich alles, was in einer vernünftigen Wohnung sein sollte. Aus diesem Grund spielte sich das Geschehen fast immer bei ihr ab.

Während dieser Zeit drehten sich meine Gedanken ständig um den Alkohol.

Solange Geld vorhanden war, konnte ich mich ganz gut mit dem Zeug versorgen. Der Penny-Markt befand sich gleich nebenan, und meistens schaffte ich es, mir dort meinen Bedarf zu holen. Das Essen war, wie schon seit Jahren, zweitrangig. Eine liebe Bekannte versorgte mich hin und wieder mit etwas Essbarem, sodass ich nicht völlig vom Fleisch fiel. Für mich war immer die Hauptsache, Hochprozentiges im Haus zu haben. Nach kurzer Zeit hatte ich keine Kohle mehr, und dann begann das große Flattern. In meinem Kopf kreisten ständige Beschaffungsängste.

Während meines freien Falls in die Tiefe war es ständig so. Am 1. kam das Geld vom Jobcenter, meine Stimmung war ausgelassen, es wurde gekauft und gesoffen, was das Zeug hielt, nach dem Motto „Was kostet die Welt?" und irgendwie wird es weitergehen. Nach einer, spätestens nach zwei Wochen war ich pleite. Mir war dabei egal, ob ich was zu essen hatte oder nicht, die eigentliche Katastrophe: kein Schnaps mehr! Wenn ich Glück hatte, reichte das Geld noch für paar Bier oder Wein aus dem Tetrapak.

Nun wohnten Maren und ich auf einer Etage. Oft waren wir beide gleichzeitig auf Entzug. Maren hatte es dabei nicht ganz so schwer wie ich. Sie schaffte es wenigstens noch, immer vernünftig auszusehen. An meinem Aussehen hatte ich während dieser Zeit kein Interesse mehr, nicht mal Zähne putzen bekam ich hin. Meine Klamotten waren entweder total zerrissen oder aber dermaßen verdreckt, dass kein normaler Mensch so etwas anziehen würde. Nicht selten musste ich mich in eine Hose von Maren quetschen, die mir dann sogar passte. Es war wie ein netter Nebeneffekt: zwei Wochen von morgens bis abends nur an der Flasche hängen, nichts essen, danach 15 Kilogramm weniger auf der Waage.

Wenn es uns morgens so richtig dreckig ging, holten wir alle leeren Flaschen aus den blauen Säcken (die standen bei uns überall herum) raus und ließen sie nacheinander in ein Glas auströpfeln. Manchmal kamen dabei zwei Doppelte zusammen. Das reichte fürs Erste, um darüber nachzudenken, wie wir an Fusel ran kommen könnten, ohne Geld! Danach suchten wir noch paar Tabakkrümel zusammen, Maren stopfte uns eine Zigarette und wir teilten sie. Wir teilten alles! Meine Tabletten, den Schnaps, Zigaretten, essen, einfach alles. Zu zweit ließ es sich besser ertragen.

Nach der ersten Zigarette stand unser Plan fest. Er war jeden Morgen der gleiche. Wir fanden immer ein paar Cent, die irgendwo herum lagen. Ich versuchte meine Frisur halbwegs zu richten, zog eine etwas dickere Jacke an und ging entweder in den Penny oder zum Sky. Dabei fiel es mir schon schwer die Treppe herunterzukommen. Der Entzug war dermaßen stark, dass ich jedes Mal dachte, ich schaffe es nicht wieder zurück.

Nach einer gefühlten Ewigkeit betrat ich den Markt, legte zwei Brötchen in den Korb und schaute mich zitternd, aber methodisch um. Mein Ziel war das Schnapsregal. Mit wenigen Handgriffen und unter Schweißausbrüchen verschwanden zwei Flaschen in meiner dicken Jacke. Ab ging es zur Kasse. Manchmal war ich besonders gut, dann wanderte noch eine Schachtel Zigaretten in meine Hosentasche. Die Kassiererin bemerkte nichts, und ich war endlich wieder draußen. Gerettet, dachte ich, und machte mich auf den Heimweg, der nun leichter und viel einfacher war. Unterwegs fasste ich nichts an, es reichte schon das Wissen, dass etwas in meinem Beutel war!

Als ich zurückkam, sah Maren meine leuchtenden Augen und wusste, es hatte wieder funktioniert. Dazu noch die Zigaretten, ein schöner Tag konnte beginnen. Maren befüllte zwei Gläser, mischen konnten wir nicht mehr, das war uns aber egal, und wir tranken. Wie immer zuerst großes Würgen, manchmal kotzten wir gleich in den neben dem Tisch stehenden Eimer, doch beim zweiten Glas ging es schon besser. Die grässlichen Entzugserscheinungen waren zunächst abgewendet, doch wir wussten auch, dass diese zwei Flaschen uns nicht über den Tag bringen konnten. Sie sorgten lediglich dafür, dass wir zurechtkamen und die nötigsten Handlungen durchführen konnten. Wir taten dann aber auch wirklich nur das Nötigste.

Gegen Mittag hatten wir unsere Flaschen zu zwei Dritteln geleert. Dadurch ging es uns einigermaßen gut. Von nun an mussten wir uns erneut Gedanken über den Nachschub machen. Nochmal Penny wäre zu riskant gewesen, blieb nur der Sky oder Aldi. Im Aldi wurde ich schon mal erwischt, und sollte der Chef anwesend sein, würde ich sofort raus fliegen, denn der kannte mein Gesicht. Blieb nur der Sky. Dort waren breite Gänge, und es gab die Chance auf guten Wodka. Ich musste den manchmal anwesenden Detektiv im Auge behalten, dann konnte es gut gehen. Die Angst von heute Morgen war aufgrund des Alkoholpegels verschwunden, und ich machte mich auf den Weg. Auch dieses Mal schaffte ich es, zwei Flaschen nach Hause zu bringen.

So ging es Tag für Tag. Wir wurden dreister und gingen irgendwann morgens zu zweit los. Maren wollte es eigentlich nicht, ließ sich jedoch von mir breitschlagen und kam mit. Wir waren ein gutes Team, fast wie Bonnie und Clyde. Während ich eine Verkäuferin ablenkte, ließ Maren zwei Flaschen in ihre Handtasche gleiten. Das ging so schnell, dass selbst ich es manchmal nicht mitbekam. Dann war ich dran. Nicht selten gingen wir mit vier Flaschen zuzüglich Zigaretten aus dem Markt.

Doch dann kamen andere Zeiten. Uns ging es immer schlechter, trotz des Fusels. Keiner von uns beiden sah sich in der Lage, am nächsten Morgen loszugehen. Den noch vorhandenen Rest vom Vorabend teilten wir und tranken schweigend. Wir wussten beide, eine Entgiftung würde unausweichlich sein, nur wann und wie überblickten wir nicht mehr. Maren setzte ihr Glas an und kotzte augenblicklich in den Eimer. Es blieb nichts mehr drin. Bei mir wurde es ebenfalls immer kritischer. Ich besaß gerade mal noch vier Tabletten. Wir teilten, jeder bekam zwei. Dann war auch damit Schluss. Die Entzugssymptome wurden immer heftiger. Fieberhaft überlegte ich, wie wir an Schnaps kommen könnten.

Wo war mein Freund? Warum ließ er mich im Stich? Warum ließ er dieses Unheil zu? War er vielleicht gar nicht mein Freund und hatte von Anfang an nur im Sinn, mich zu zerstören? Bin ich immer wieder nur auf ihn reingefallen und ist sein Ziel etwa mein Tod? Ich konnte und wollte mich mit diesen entsetzlichen Fragen nicht beschäftigen. Es ging mir immer schlechter, und ich hätte alles für einen Schluck getan. Mein Herz fing an zu rasen, heftige Angstattacken kamen immer häufiger, Frieren und Schwitzen wechselten sich ab, dazu hatte ich überall starke Schmerzen in Magen, Nieren und Speiseröhre. Ich stellte mir vor, wie der Alkohol meine Kehle durchlief, das Blut und schließlich mein Gehirn erreichte. Oh, wie wäre das jetzt schön, doch wir hatten nichts mehr, und Maren erbrach sich zum zweiten Mal.

Der Penny-Markt befand sich rund 100 Meter von uns entfernt. Dort gab es das rettende Getränk. Ich dachte immer und immer wieder darüber nach, wie ich es schaffte dort hinzukommen. Doch es gab keine Lösung! Der Gang zum Klo war schon dermaßen anstrengend, dass es mir unmöglich war die Wohnung zu verlassen. Den Pizza-Service hatten wir auch schon gelinkt, aufgrund dessen gab es diese Option nicht mehr. Also, keine Chance, wir ergaben uns!

Maren lag zusammengekauert auf der Couch und sprach kaum noch. Meine Gedanken rotierten. Wenn jetzt wieder ein Krampfanfall oder ein Delir kommt? Die Angst wurde immer stärker und war fast nicht mehr auszuhalten.

Mitten in dieser Verzweiflung bekam ich die geniale Idee den vollgekotzten Eimer auszutrinken, was ich sofort tat. Ich würgte eine beträchtliche Menge davon runter, hatte dabei das Gefühl, meine Speiseröhre wird gesprengt, und ließ mich schweißgebadet in den Sessel fallen. Ohne Frage war in dieser Flüssigkeit etwas Alkohol vorhanden, der musste jetzt bloß noch wirken. Ein Würgereiz jagte den anderen, dennoch behielt ich alles drin. Langsam setzte eine kleine Wirkung ein, und ich beruhigte mich ein wenig.

Maren weinte leise vor sich hin. Bei mir waren schon lange keine Tränen mehr vorhanden. Diese würden erst wieder während der nächsten Entgiftung in Strömen fließen.

Warum sind wir nur so bescheuert und tun uns das Ganze jedes Mal an? Waren es diese wenigen Tage wert, die wir im Rausch verbringen konnten? Warum kam die Einsicht immer erst, wenn wir absolut am Ende waren? Unsere Organe waren stark in Mitleidenschaft gezogen, das Gehirn wahrscheinlich auch. Eigentlich wollten wir das alles nicht. Diese ständige Quälerei. Der ewige Beschaffungsdruck. Wir schreckten nicht vor kriminellen Machenschaften zurück, nur um unsere Körper zu beruhigen. Immer wieder Krankenhaus, wenn es nur nicht so verdammt schwer wäre diesen Weg der Abstinenz zu gehen. Ich wusste doch, wie es geht. Wie schön es „ohne“ ist. Doch dieser Weg ist so außerordentlich schwer! In der momentanen Situation erschien er mir unmöglich! Wie konnten wir jemals die richtige Lösung für uns finden? Oder war es schon längst zu spät?

Plötzlich, irgendwann nachts, klingelte es. Hatte ich jetzt schon Halluzinationen? Nein, es klingelte wieder. Maren schlief, ich schleppte mich zur Tür. Vor mir stand unser gemeinsamer Kumpel Klaus aus Kuchelmiß.

War er die Rettung...?

Stechapfel und Engelstrompete

Klaus war da und ich spürte eine Erleichterung. Als er das Wohnzimmer betrat, murmelte Maren: „Was will der denn hier“? Klaus setzte sich und kramte in seiner Tüte herum. In Gedanken betete ich, dass er gleich das rettende Getränk hervorzog. Er tat es! Mein Körper zitterte vor Erregung, als er die Flasche aufdrehte. Maren war plötzlich hellwach, als sie das vertraute knackende Geräusch hörte. Ich wusste, all das ist nur ein Hinauszögern, von dem was unweigerlich kommen wird, aber egal.

Mit der mitgebrachten Cola mixte Klaus auf die Schnelle drei Gläser fertig. Bedächtig und mit beiden Händen setzte ich an und ließ das Getränk in meinen Körper laufen. Eine enorme Last fiel in diesem Augenblick von mir ab. Aufgrund der Mischung hatte ich kaum Würgegefühle. Maren ging es ähnlich und ihre Tränen trockneten.

Ein paar Gläser später schafften wir es sogar, uns normal zu unterhalten. All das, was Maren und ich noch vor einer Stunde spürten, gehörte der Vergangenheit an. Ich sah unseren kalten Entzug nicht mehr so dramatisch, wie er sich noch vor wenigen Augenblicken gestaltete hatte. Die positiven Gedanken überwogen. Alle drei überlegten wir, wie es weitergehen könnte. Klaus schlug vor, nach Kuchelmiß zu fahren, Platz genug hätte er, sodass wir dort bei ihm auch schlafen können. Mit dem Taxi ging es dann kurzerhand in das kleine Dorf gleich neben Serrahn.

Nachdem wir erneut ein paar Tage durchgezogen hatten, waren wir endgültig am Ende. Nichts ging mehr. Zu allem Übel war ich jetzt auch noch auf Tablettenentzug. Alle drei lagen wir irgendwo in einer Ecke, keiner sagte mehr etwas. Wir hätten dringend in das Krankenhaus gemusst, doch uns fehlte die Kraft. Klaus und ich tranken Aftershave, welches jedoch nur kurz vorhielt. Es reichte aber aus, um eine Zigarette ohne Kreislaufkollaps rauchen zu können.

Klaus machte sich in der Küche zu schaffen. Ich hatte kein Zeitgefühl mehr. Was tat er da bloß? Er kam mit zwei durchsichtigen Plastikdosen wieder, in dem sich etwas Teeähnliches befand. Engelstrompete oder Stechapfel, war seine Frage an mich. Ich hatte so etwas noch nie genommen, da es mir aber derartig dreckig ging, wollte ich es ausprobieren, um zu sehen wie es wirkt. Vielleicht wird der Entzug abgemildert. Ich entschied mich für Engelstrompete. Klaus brühte eine große Kanne mit dem Zeug auf, die wir dann tranken. Maren lehnte ab. Ich dachte, was soll passieren, schlimmer kann es nicht werden.

Ich bemerkte, dass wir nach einer Weile völlig normal miteinander redeten, ja sogar Witze machen konnten. Die Engelstrompete zeigte anscheinend ihre Wirkung. Ich hatte keinerlei Entzugserscheinungen und war begeistert, dass Klaus so etwas im Haus hatte. Davon musste ich mir auch unbedingt einen Vorrat anlegen. Dann probierten wir von seinem Stechapfeltee. Mir ging es immer besser, und ich konnte nicht genug davon bekommen. Später machten wir uns nicht mehr die Mühe mit dem Aufbrühen, sondern schütteten die getrockneten Blätter einfach in ein Glas, kaltes Wasser darauf, und fertig war unser Drink.

Plötzlich befand sich ein Fuchs im Wohnzimmer! Wo kam der denn her? Klaus wohnte in der Nähe des Waldes, und zwischendurch hatten wir die Haustür aufgelassen, so musste das

Tier hereingekommen sein, anders konnte ich es mir nicht erklären. Wir versuchten ihn raus zu scheuchen, doch er kam immer wieder durch irgendeine Ecke herein. Ich gehe mal mit ihm „Gassi“ hörte ich mich sagen. Der Fuchs gehorchte mir erstaunlicherweise aufs Wort, und wir marschierten los.

Es war mitten in der Nacht. Alle paar Meter leuchtete eine Straßenlaterne, bis auch diese nicht mehr da waren. Wo befand ich mich und vor allem, wo war der Fuchs? Ich sah ein Straßenschild: Ende Kuchelmiß / Serrahn 2 Kilometer. Aha, ich befand mich auf der Straße in Richtung Serrahn. Dann konnte ich ja gleich mal da vorbeischauen, schließlich gab es dort Bekannte aus früheren Zeiten.

Ich setzte meinen Weg fort, allein, der Fuchs war, trotz meines lauten Rufens nicht mehr zu sehen.

Nach einiger Zeit stand ich vor dem Ortseingangsschild. Was wollte ich hier? Es war stockdunkel, und ich konnte mir nicht erklären, was mich hierher geführt hatte. Dann kam mir eine gute Idee! Den langweiligen Straßenweg wollte ich nicht zurückgehen, darum setzte ich meinen Weg über den angrenzenden Acker fort, um so eine beträchtliche Abkürzung herauszuschlagen.

Unvermittelt stand ich nach einiger Zeit vor einem Wald. Den kannte ich, durch den floss die Nebel, und wenn ich dem Flüsschen folgte, komme ich zurück nach Kuchelmiß.

Der Fuchs war wieder da, und wir zogen zusammen und uns lautstark unterhaltend weiter. Ich erzählte ihm meine Lebensgeschichte.

Es war Mitte Oktober und ich bemerkte, dass von den Latschen, mit denen ich unterwegs war, nur noch einer an einem meiner Füße hing. Den anderen musste ich auf dem klebrigen Acker verloren haben.

Auf einmal stand ich mitten im Unterholz, ich wusste nicht im Geringsten, wo ich mich gerade befand. Doch ich wollte weiter, zurück nach Kuchelmiß, und kämpfte mich durch das Gestrüpp. Von Angst keine Spur, nicht mal Entzugserscheinungen. Was für eine schöne Nacht. Trotz meiner leichten Bekleidung, T-Shirt und Jogginghose, den anderen Latschen hatte ich mittlerweile auch verloren, genoss ich mein Dasein im Wald. Ich fühlte mich völlig unbeschwert, so als gäbe es keinerlei Probleme, und trabte dabei lustig singend vor mich hin.

Es war einige Zeit vergangen, da stand ich unverhofft am Waldesrand. Vor mir ein Acker. In der Ferne vereinzelte Lichter. War das etwa Güstrow? Konnte ich mir nicht vorstellen, aber was sollte es sonst sein?

Wieder über den Acker, barfuß. Ab und zu rutschte ich immer wieder mal auf dem feuchten Boden aus, doch es störte mich nicht sonderlich. Ich musste jetzt wissen, welche „Stadt“ vor mir lag. Das Vorankommen gestaltete sich schwieriger, als ich dachte, und langsam machte sich die Kälte bemerkbar.

Nach einer gefühlten Ewigkeit stand ich vor einem Ortseingangsschild. Kuchelmiß! Wie konnte das sein? Mein nächtlicher Ausflug kam mir vor, als wäre ich 30 Kilometer gelaufen, und nun war ich wieder in Kuchelmiß. Es war, nachdem ich nicht mehr nach Serrahn wollte, mein ursprüngliches Ziel, also, wieder gut angekommen!

Die Morgendämmerung setzte ein, es wurde langsam hell. Ich ging schnellen Schrittes auf einen Plattenbau zu, denn dort wohnte Ina, eine gute Bekannte, die ich um Hilfe bitten konnte. Ich klingelte bei ihr. Als sie die Tür öffnete, schlug sie diese sofort wieder zu und sagte, ich solle verschwinden. Was war mit der denn los, dachte ich, traute mich aber nicht nochmal zu klingeln und zog von dannen. Draußen überlegte ich mir, wie es gelingen sollte, nach Güstrow in meine Wohnung zu kommen. Mir kam in keiner Sekunde der Gedanke, Klaus und Maren aufzusuchen. Es war, als wüsste ich nicht von wo ich kam.

Jetzt spürte ich wieder langsam aufkommende Entzugserscheinungen. Mir fiel ein, dass Kathi hier auch irgendwo in den Plattenbauten wohnte. Nachdem ich einige Male bei den falschen Leuten geklingelt hatte, war ich endlich richtig. Kathi öffnete die Tür und schaute mich mit großen Augen an. Sah ich so schrecklich aus? Nachdem sie mich reingelassen hatte, erkannte ich mich im Spiegel kaum wieder. Mein Aussehen war schlimmer als schrecklich! Ein Wunder, dass sie mir die Tür geöffnet hatte. Ich war total verdreckt, ohne Schuhe, die Jogginghose und das T-Shirt fast komplett zerrissen, und in meinem Gesicht sah ich nichts Vertrautes mehr. Sie gab mir etwas zu essen, ein paar Klamotten von ihrem Sohn und fuhr mich ohne viel Worte darüber zu verlieren nach Güstrow. Ich war ihr sehr dankbar dafür, denn jetzt wurde mir langsam klar, was eigentlich passiert war.

Den starken Entzug bei Klaus hatten wir mit Stechapfel und Engelstrompete zwar erst einmal verdrängt, dadurch bin ich aber auch auf diesen, im Nachhinein lebensbedrohlichen, Trip gekommen, denn ich hatte Unmengen von diesem getrockneten Zeug zu mir genommen.

Jedes Mittel war mir recht, um den Entzugserscheinungen zu entkommen! Dabei war es egal, ob lebensgefährlich oder nicht. Später erfuhr ich, warum ich während meines Ausfluges in die Nacht so sehr neben der Spur war.

Sowohl im Stechapfel als auch in der Engelstrompete befinden sich Alkaloide. Diese Substanzen wirken enorm auf die Psyche. Während des Konsums verliert man das Zeitempfinden und bekommt starke Halluzinationen, die alle möglichen und unmöglichen Dinge real erscheinen lassen. Schon kleine Überdosierungen können lebensgefährlich oder sogar tödlich verlaufen.

Ich möchte eindringlich davor warnen, jemals in Erwägung zu ziehen, diese Pflanzen zu sich zu nehmen!

Ich hatte wieder mal einen Schutzengel, anders konnte ich mir nicht erklären, warum ich noch am Leben war!

Maren habe ich während einer späteren Entgiftung wieder getroffen. Sie war Tagespatientin und hatte wohl endlich die Kurve gekriegt. Ich gönnte es ihr von Herzen. Von Klaus hörte ich nichts mehr. Ina, meine Bekannte, musste an diesem verrückten Morgen die Tür wieder zuschlagen, da sie selbst betroffen ist und sich durch diese Aktion schützen wollte, was für mich völlig verständlich ist. Vielleicht hätte ich in dieser Situation genau so gehandelt.

Ob der Fuchs real war oder nicht, entzieht sich bis heute meiner Kenntnis.

OfW – Ohne festen Wohnsitz

Ich hatte es „geschafft"! Nach dem vorhersehbaren Rauswurf aus meiner zweiten Wohnung in Güstrow stand ich auf der Straße. Bisher war es immer irgendwie weiter gegangen, aber jetzt? Was sollte ich bloß tun?

Gerade erst von der Entgiftung entlassen, stand ich vor dem Krankenhaus und hatte absolut keinen Plan. Die Wohnung war geräumt, meine Klamotten irgendwo in Kartons verpackt, mein Freund hatte mich ganz allmählich und ohne meine Zustimmung auf die vorletzte Stufe geleitet. Die letzte war dann wohl der Tod!

Zum Glück war Monatsanfang und dadurch noch Geld vorhanden. Körperlich wird es mir vorerst nicht schlecht gehen. Nach einer Entgiftung ist der „Suchtdruck" besonders groß, vor allem, wenn man, wie ich momentan, vor dem Nichts steht.

Ich wusste genau, wohin mich mein Weg gleich führen wird. Jetzt war sowieso alles egal, also kann ich mir auch wieder die Birne zuballern, dadurch lässt sich diese schauderhafte Situation definitiv besser ertragen. Ich kaufte im Aldi zwei Flaschen Klaren und Zigaretten und setzte mich in die Bushaltestelle. Eine Flasche verschwand in die Reisetasche, die andere in die Jacke.

Nach ein paar Minuten sah ich meine Situation als nicht mehr ganz so trostlos, denn er war ja wieder da, mein Freund und Tröster. Er brachte Hoffnung und Mut, vielleicht hatte ich ihm Unrecht getan, als ich ihn verfluchte. So schlimm ist er nicht, ganz im Gegenteil. Er gab mir die Kraft, die ich jetzt brauchte.

Es ist Sommer, und zur Not kann ich draußen nächtigen. Ich wurde immer fröhlicher, denn mir kam der Gedanke, zu einem Kumpel zu fahren.

Als der Bus kam, hatte ich die erste Flasche geleert und war guter Dinge. Ich lasse mich nicht unterkriegen, noch bin ich am Leben!

Die ersten Tage ohne festen Wohnsitz schlief ich bei meinem Kumpel. Er hatte, so wie auch ich, Freundschaft mit dem Alkohol geschlossen, und wir kamen gut miteinander aus. Am Tag war ich immer irgendwo unterwegs und traf Menschen, mit denen ich trinken konnte. Meine Post musste ich mir vom Betreuer abholen, dabei kam es des Öfteren vor, dass ich nicht wie verabredet zu ihm kam, er mich ständig anrufen musste, und ich manchmal unauffindbar war. Das gab natürlich Ärger. Wenn ich Termine im Jobcenter oder beim Gericht wahrnahm, hatte ich immer Alkohol im Blut, denn ohne ging es absolut nicht. Dabei trank ich vorher gerade nur so viel, dass mir das Reden noch einigermaßen gelang. Ich dachte, keiner bemerkt etwas – heute bin ich mir sicher, dass alle wussten, was mit mir los war!

Dann kamen wieder die Zeiten, in denen das Geld knapp wurde. Bei der städtischen Tafel holte ich mir das Nötigste zu Essen, dennoch blieb das Problem der Alkoholbeschaffung. Ich hatte damit schon genug Erfahrung und wandte diese im altbewährten Stil an. Diebstahl, jeden Tag! Von zehn Fällen ging mindestens einer schief, und so hatte ich ständig mit der Polizei zu tun und immer irgendwelche Strafanzeigen an der Backe.

Es kam nicht selten vor, dass ich mich morgens mit letzter Kraft in den Discounter schleppte, zum Regal ging, irgendeine Flasche aufdrehte und mitten im Markt austrank. Wer dabei zusah, war mir egal, denn mein Körper schrie nach dem Gift! Danach musste ich manchmal in die „Katakomben" des Supermarktes und mich vor dem Diensthabenden verantworten. Meistens wurde auch die Polizei hinzugezogen. Ich bekam ein Hausverbot nach dem anderen und wusste bald gar nicht mehr, wo ich noch hin sollte. Denn auch wenn ich Geld hatte, durfte ich mich den Märkten nicht nähern.

Manchmal kam es vor, dass ich nicht wusste, wo ich schlafen sollte. Die Jahreszeiten ließen sich nicht aufhalten, und es wurde kalt. In einige Häuser kam man rein, ohne zu klingeln. Dort schlief ich in Kellern auf Pappkartons oder, wenn ich großes Glück hatte, auf einer Decke. Die Angst, dass ich erwischt wurde, war allgegenwärtig. Morgens schlich ich mich leise raus und machte mich auf die Suche nach Alkohol und etwas zu essen.

Zu dieser Zeit schmeckte mir alles. Weggeworfene, halb aufgegessene Döner, die bestimmt schon paar Tage herumlagen, schlang ich runter. Ich durchwühlte Papierkörbe, fand ab und zu mal eine Schnapsflasche, in der sich noch paar Zentiliter von dem rettenden Getränk befanden, und soff es gierig in mich hinein. Wenn ich mal wieder so richtig fertig war, auch hin und wieder einen Krampfanfall in der Öffentlichkeit hatte, in meinen Exkrementen irgendwo herumlag, sammelten mich entweder die Rettungsdienste oder die Polizei auf und brachten mich in das KMG Klinikum. Dort kam ich zu mir, blieb im Allgemeinen nur ein paar Tage, entließ mich selbst gegen ärztlichen Rat und war wieder auf der Straße.

Währenddessen sah ich immer abstoßender aus, was mich aber nicht besonders interessierte. Im Grunde genommen wartete ich eigentlich nur noch auf den Tod!

Dann kam es nochmal zu einem unerwarteten Höhepunkt, durch den mein Freund, endgültig zu meinem tödlichen Freund wurde.

Es war eine kleine Party in einem Dorf etwas außerhalb von Güstrow angesagt. Bei einem Kumpel in der Wohnung. Zu diesem Zeitpunkt hatte ich gerade Geld bekommen und war auch mit meinen heißgeliebten Tabletten gut bestückt. Wir waren zu viert und kannten uns alle von der Entgiftung. Eine liebe Bekannte fuhr mich in das besagte Dörfchen. Während der Fahrt nahm ich hin und wieder ein paar Schlückchen und ein, zwei Tabletten. So stieg ich dann schon ziemlich gut gelaunt aus dem Auto aus, und die Party konnte beginnen…

Von diesem Zeitpunkt an, weiß ich nur noch, dass sich plötzlich in der ganzen Wohnung, Polizei und Rettungssanitäter befanden. Dann gingen im wahrsten Sinne des Wortes bei mir die Lichter aus.

„Ihren Namen, nennen sie Ihren Namen“, „Welcher Tag ist heute“, „Wann sind Sie geboren“?

Wer schrie mich da nur so an? Wo war ich? Mühsam öffnete ich mit flackerndem Blick meine Augen, um sie gleich wieder zu schließen. Grelles Licht blendete mich. Dann wieder diese aufdringlichen Fragen. Ich wollte etwas sagen, doch kein Wort kam aus meinem Mund. Ich versuchte mich aufzurichten, bemerkte dann aber, dass ich festgeschnallt war. Krankenhaus also, aber was war los? Warum war ich hier? Um mich herum piepsten diese Geräte, die Herzfrequenzen, Blutdruck usw. anzeigen. Ab und zu hörte ich ein unregelmäßiges Piepen. Ich bekam meine Augen langsam auf und sah vor mir eine Ärztin, die mir mit einer kleinen Lampe ins Gesicht leuchtete. Dann wieder diese nervigen Fragen. Kaum hörbar beantwortete ich, was ich wusste. Name und Geburtstag fiel mir ein, der heutige Tag jedoch nicht. Ich hing an allerhand Schläuchen, die ich schon kannte, wusste aber immer noch nicht was geschehen war. Die Ärztin klärte mich auf. Ich war leblos aus der Wohnung getragen, reanimiert und mit dem Hubschrauber in eine Klinik gebracht worden.

Reanimiert? Hubschrauber? Warum nur haben sie mich „zurückgeholt"? Fast schon war ich sauer auf die Menschen, die mir zum hundertsten Mal das Leben gerettet hatten. Dabei wollte ich doch gar nicht mehr leben! Ich sackte innerlich zusammen. Klar, war es schon immer mal mein Wunsch, mit dem Hubschrauber zu fliegen, aber doch nicht auf diese Art und Weise, zumal ich nichts davon mitbekommen hatte.

Nun lag ich festgeschnallt in einem Bett, versorgt über die Schläuche, und liebevolle Menschen kümmerten sich um mich.

Mir kamen die Tränen. Jedem anderen war mein Leben wichtiger als mir selbst. Ich schrie innerlich und lautlos um Hilfe, ich schrie nach meiner Mutter, nach meinen Geschwistern, doch niemand hörte mich. Warum nur konnte mir keiner helfen. Wo war Gott? Warum half er mir nicht, er konnte mich als liebender Gott doch nicht so leiden lassen! Ich betete um den eigenen Tod, doch das Gebet wurde nicht erhört. Ich war zerrissen, kaputt, verbittert und hasste mich abgrundtief.

Wohin war die Freiheit, die mir mein Freund gegeben hatte? Eine Freiheit, die immer so unbeschreiblich schön gewesen war. Die Entspannung, die Leichtigkeit, die innere Ruhe und die Ausgeglichenheit? All das gab es nicht mehr. Im Gegenteil, es gab stattdessen zahlreiche Krankenhausaufenthalte, Entgiftungen, Rettungseinsätze, Intensivstation, Geschlossene, die Fixierungen und so weiter...Wie oft konnte ich durch Gottes Gnade dem Tod noch gerade so von der „Schippe“ springen? Wie oft war ich einsam, hilflos, in erbärmlichen Zuständen, dem Tod näher als dem Leben!

Mein Freund legte mich in Fesseln, bei denen es mir unmöglich war, sie zu zerreißen! War ich einfach nur zu dumm, um zu erkennen, was er in Wahrheit mit mir vorhatte? Oder hat es nichts mit dem Intellekt zu tun? Waren es die Umstände, Erfahrungen, Enttäuschungen und Ängste, die dazu beitrugen, dass ich mich ihm nicht mehr entziehen konnte? Wie sollte ich jemals zurück in ein normales Leben finden? Immer wieder die selbe Frage! Die Antwort blieb ich mir schuldig.

Mir war damals immer noch nicht richtig bewusst, dass ich etwas tun musste. Hilfe war ausreichend vorhanden, nur nahm ich sie nicht in Anspruch.

Das Ganze geschah im April 2016, kurz nach meinem 49. Geburtstag. Ich war sicher: den 50. werde ich nicht erleben.

Die Station F5

5. Dezember 2016!

Mit „Tatütata“ kam ich ins KMG. So weit ich mich erinnere, war ich bei meinem Kumpel völlig besoffen die Treppe heruntergefallen, woraufhin er den Rettungswagen alarmierte.

Ich kam sofort auf die „Geschlossene“. Da wollte ich nicht hin, doch mein Wille war uninteressant zu diesem Zeitpunkt. Kurze Zeit später lag ich im Überwachungszimmer. War es schon wieder so schlimm, dass ich überwacht werden musste? Weg konnte ich hier nicht, die Station war stark abgesichert. Mir waren diese Gedanken zu anstrengend, und da noch ausreichend Alkohol im Blut war, schlief ich an Schläuchen hängend ein. Es folgte eine unruhige Nacht, denn ich kam „runter“! Das war schrecklich, denn die Promillezahl musste erst einen bestimmten Wert haben, bis es unbedenklich ist, Medikamente gegen die Unruhe zu verabreichen. Viel trinken, wurde mir immer wieder gesagt. Ich trank und trank mit zitternden Händen. Der ganze Körper tat weh, besonders mein Gesicht. Dazu die Unruhe, dieses ständige Herzrasen, ich stand schon wieder kurz vor dem Wahnsinn. Dann endlich die Tabletten, gegen die Krämpfe, und Distraneurin. Gierig schluckte ich das Zeug runter und wartete auf die Wirkung, die ich allerdings anfangs kaum bemerkte. Trotzdem, ich befand mich unter ärztlicher Beobachtung, das gab ein wenig Sicherheit.

Ich ließ mich ins Bett fallen. Stundenlang starrte ich die Wände an. Manchmal bewegten sich die dort hängenden Bilder, ich bekam sofort Panik, weil ich dachte, ein Delir ist im Anmarsch. Meine Atmung ging schwer, und ich krümmte mich vor Schmerzen, denn meine Organe waren nicht mehr die gesündesten. In regelmäßigen Abständen schaute eine Schwester rein. Ich wartete sehnsüchtig und voller Ungeduld auf die nächste Dosis.

Die Tabletten gab es in der ersten Zeit alle zwei Stunden. Mein Zeitgefühl war verschwunden, doch dann ging wieder die Tür auf und die Schwester überreichte mir einen kleiner Becher mit den darin befindlichen Medikamenten. Danach versuchte ich ein wenig zu schlafen, was sich allerdings als unmöglich herausstellte. Meine Gedanken machten mich irre, und so starrte ich weiterhin die Wand an und beobachtete die Bilder.

Am nächsten Morgen wurde ich gewaschen, in einen Rollstuhl gesetzt und zum CT gefahren. Allein laufen konnte ich nicht mehr. Im Fahrstuhl sah ich mein Spiegelbild und erkannte mich kaum. Eine Gesichtshälfte war komplett geschwollen und hatte sämtliche Farben angenommen, die andere sah eingefallen und gelb aus. Das Gleiche traf auf die Augen zu. Ich hatte das übliche Krankenhausgewand an und vermutete aufgrund meiner Schmerzen, dass auch andere Körperteile stark in Mitleidenschaft gezogen waren.

Nach dem CT ging es zurück in das Überwachungszimmer. Tagsüber war es nicht ganz so gruselig wie nachts, denn es gab viel Stimmengewirr auf der Station, die Tür ging öfter auf, es war Visite, das Essen wurde gebracht, und die Zeit verging schneller. An Schlaf war nicht zu denken, und aus Erfahrung wusste ich, dass dies noch eine ganze Weile dauern würde.

Nach ein paar Tagen konnte ich mich am Rollator fortbewegen, und etwas später ging es langsam auch wieder ohne Hilfsmittel.

Dann endlich kam ich auf die F5. Gott sei Dank! Das Personal von der „Geschlossenen" ist durchweg lieb, nett und kompetent. Doch die F5 war meine vertraute Station. Ich kannte alle Schwestern und Pfleger, ich kannte die Sozialtherapeutin, die Ärztin und alle anderen Therapeutinnen seit der Eröffnung dieser Station und sie kannten mich. Es waren etliche Aufenthalte, die ich hier bisher verbracht hatte.

Ich bekam ein Zimmer zugewiesen, ein Zweibettzimmer. Ich war erleichtert, vielleicht schaffte ich es jetzt endlich mal zu schlafen. Die ersten Tage brauchte ich noch nicht bei den Therapien mitzumachen und konnte auch auf dem Zimmer die Mahlzeiten zu mir nehmen. Mit meinem Mitpatienten war es ein gutes Auskommen, ich wurde innerlich langsam ruhiger. Doch da waren diese Gedanken, wie lange wird die Entgiftung dauern, und was ist danach? Wird meine Familie wissen, wo ich bin und interessiert es sie überhaupt? Was kommt alles auf mich zu? Sollte ich die Tablettenentgiftung gleich mit durchziehen? Wird mich jemand besuchen? Ich beneidete meine Mitpatienten, die jeden Tag Besuch bekamen, bei mir war es seit Jahren nicht mehr so. Doch vor ein paar Monaten hatte ich während eines Krankenhausaufenthaltes unerwarteten Besuch von meinem (Stief-)Sohn Andy und seiner Freundin Meike bekommen. Die Freude war riesengroß, kaum beschreibbar. Zumal ich Andy schon eine Ewigkeit nicht mehr gesehen hatte und seine Freundin noch nicht kannte. Allerdings hatte ich sehr mit meinen Emotionen zu kämpfen und musste aufpassen, dass ich nicht während der gesamten Besuchszeit heulte.

Diesmal bekomme ich keinen Besuch, vielleicht ist es auch besser so, denn es wäre für meine Besucher und für mich nicht leicht. Mein

Schamgefühl war jetzt wieder da, und ich sah grauenhaft aus. Eine Schwester sagte zu mir, dass meine Haut aussehe wie die eines alten Mannes. Ich sah das natürlich nicht so, denn für mich war die Haut völlig normal. Vielleicht hatte ich aber auch schon eine verdrehte Wahrnehmung auf die Dinge.

Immer wieder versuchte ich diese quälenden Gedanken wegzuschieben, doch ohne Erfolg. Es wird lange dauern, bis ich wieder einigermaßen normal bin, wenn überhaupt noch etwas bei mir zu retten ist.

Dann ging es mir endlich jeden Tag ein wenig besser. Ich entschloss mich nach Absprache mit der Stationsärztin den Tablettenentzug parallel durchzuführen. Ich wusste, was dabei auf mich zukam, doch so konnte ich länger im Krankenhaus bleiben, denn draußen erwartete mich nichts Gutes. Die Benzos sollten „ausgeschlichen" werden, alle paar Tage wurde die Dosis verringert. Mit dieser Entgiftung konnte ich erst Einmal leben, denn ich befand mich unter Kontrolle. Das Problem für mich war – und wenn ich daran dachte, geriet ich in Panik – dass der Tablettenspiegel immer weiter sank und dann meine Angst zurückkehrte. Denn ursprünglich hatte ich diese Tabletten gegen Panik und Angst verschrieben bekommen. Andererseits hatte ich noch genug im Blut, brauchte mir vorerst keine Gedanken darüber machen und konnte mich auf die Alkoholentgiftung konzentrieren.

Mein Körper erholte sich, ich konnte sogar zwischendurch wieder lachen. Bei jeder Entgiftung gibt es mindestens einen Patienten, der alle zum Lachen bringt mit seinen Sprüchen. Viele von uns kannten sich. Die meisten waren nicht zum ersten Mal da, und so gab es nach einigen Tagen mehr oder weniger lustige Gespräche. Es ging fast immer um den Alkohol. Wir hatten alle eine innige Liebesbeziehung zu diesem Gesöff und wussten genau, wie sehr sie uns schadete, dennoch hielt uns das nicht davon ab, Witze über unseren tödlichen Freund zu machen. Es kam vor, dass wir uns so heftig über unseren Konsum amüsierten, dass uns die diensthabende Schwester daran erinnern musste, dass wir uns auf einer Entgiftungsstation befanden. An dieser Stelle denke ich aber, dass wir diesen Galgenhumor brauchten. Er half uns, die eigene miserable Situation kurzfristig zu vergessen. Wir waren alle traurige Gestalten, hatten mit unserem körperlichen Entzug zu tun, zum Teil einen katastrophalen Weg hinter uns und freuten uns, dass wir auch mal wieder lachen konnten. Wir alle hatten etwas gemeinsam, unseren Freund, den Alkohol.

Bei mir wurde die Tablettenreduzierung „verdeckt“ durchgeführt, das heißt, ich wusste nicht, um wie viel Milligramm die Dosis jeweils verringert wurde. Ich spürte jedoch die Veränderung. Sie hatte zur Folge, dass die Symptome langsam wiederkehrten, die ich aus der Vergangenheit kannte. Da waren wieder das Gefühl der Unsicherheit, die Gleichgewichtsstörungen, Unruhe, Lustlosigkeit, fehlende Motivation, Herzrasen und Schweißausbrüche bei simplen Tätigkeiten. Ich schaffte es nicht, allein eine Treppe hoch- oder hinter zu gehen. Das Überqueren von Straßen oder der morgendliche Spaziergang im Rahmen der Entgiftung wurden zu enormen Belastungen, die mir nicht selten den Mut nahmen. Manchmal erwog ich, alles hinzuschmeißen und wieder zurück in das alte verkorkste Leben zu gehen.

Ich bekam außergewöhnliche Hilfe vom gesamten Personal der F5! Die Gespräche mit der hervorragenden Sozialtherapeutin und der sehr kompetenten Stationsärztin gaben mir immer wieder Mut. Die Schwestern und Pfleger leisteten hervorragende Arbeit, gingen auf mich ein und gaben mir nie das Gefühl, ein abgewrackter Alkoholiker zu sein. Ganz im Gegenteil, auf dieser Station wurden wir alle als ganz normale Menschen angesehen und ebenso behandelt. Die zuständige Ergotherapeutin sorgte unter anderem dafür, dass wir jede Woche etwas Schönes kochen oder backen durften, und niemals wurden wir von irgendjemanden stigmatisiert für das, was wir im Suff getan hatten. Ich fühlte mich auf dieser Station geborgen und verstanden. Allerdings kann ich mir bis heute nicht erklären, woher diese lieben Menschen ihre Motivation bekommen! Sie sehen immer wieder das gleiche Bild von uns, sie wissen, dass es nur die wenigsten schaffen, über einen längeren Zeitraum „trocken“ zu bleiben; und trotzdem sind sie immer nett, freundlich, zeigen Anteilnahme, und vor allem, sie verurteilen uns nicht!

Nach vier Wochen meines Aufenthaltes wurde eine Frau eingeliefert, die, ebenso wie ich anfangs, komplett am Boden war. Ich kannte sie nicht. Die ersten Tage war sie verständlicherweise kaum zu sehen, weil sie mit sich selbst kämpfte, um wieder geradeaus laufen zu können. Nach ein paar Tagen kam sie aus ihrem Zimmer und setzte sich neben mir in die Couchecke. Sie legte eine Bibel auf den Tisch, dabei sah ich sie völlig erstaunt an. Daraufhin meinte sie lächelnd, sie glaube an Jesus Christus!

Von diesem Augenblick an veränderte sich mein Leben!

Ich spürte zum ersten Mal auf dieser Station, dass etwas anders war als sonst. Ich hatte plötzlich das Gefühl, keine Entgiftung auf dieser Station mehr machen zu müssen. Woher dieses Gefühl kam, konnte ich mir nicht erklären, doch es verstärkte sich bis zum Schluss.

Ihr Name war Verena, und sie wusste viel über Jesus. Meine verordneten Spaziergänge, die ich morgens und abends um das Klinikgelände herum führen musste, absolvierte ich ab diesem Zeitpunkt zusammen mit Verena. Dabei erzählten wir uns gegenseitig von unserem schauderhaften Leben und unterhielten uns viel über die Bibel.

In Serrahn hatte ich schon eine Menge über Jesus erfahren, doch leider hatte ich die Sache später nicht mehr so ernst genommen. Jetzt lebte in mir alles wieder auf, und ich fand neuen Mut, das auf mich Zukommende zu bewältigen.

Die Sozialtherapeutin der F5 hatte es geschafft für mich einen Platz in Ribnitz-Damgarten zu organisieren. Ich war von dieser Idee nicht besonders begeistert, hatte allerdings auch nur eine Alternative, und die hieß: OfW! Also stimmte ich diesem Vorschlag zu. Eine Woche später hatte ich es mir wieder überlegt und wollte nun in eine andere Einrichtung, bei der eine Langzeittherapie auch möglich gewesen wäre.

Zum ersten Mal sah ich die sonst sehr ruhige, beherrschte und nette Sozialtherapeutin „ausrasten“! Ausrasten ist vielleicht ein bisschen übertrieben, doch sie war sichtlich wütend auf mich und bestand mit ihren nicht widerlegbaren Argumenten auf meine Therapie in Ribnitz-Damgarten! Da ich sie mochte und mich nicht ihrem „Zorn“ aussetzen wollte, stimmte ich schweren Herzens zu.

Wie sehr dankbar bin ich ihr heute, dass sie nicht von ihrer Linie abgewichen ist! Manchmal wissen andere Menschen besser, was gut für uns ist und was nicht, weil sie einfach einen erweiterten Blickwinkel haben.

Als ich meinen Weg nach Ribnitz-Damgarten antrat, hatte ich dieses merkwürdige Gefühl, dass jetzt etwas ganz Neues mein Leben beeinflussen würde!

Verena habe ich nie wieder gesehen. Auch ihr bin ich unendlich dankbar, denn sie hat die Liebe zu Jesus Christus in mir wieder neu entfacht!

Ribnitz-Damgarten

Da sollte ich nun leben? In diesem Kaff?

Ich kannte die Kleinstadt nur vom Durchfahren. Wenn mein Lieblingsverein Hansa Rostock ein Heimspiel hatte, fuhren wir von Rügen nach Rostock und mussten dann auch durch Ribnitz-Damgarten. Es war damals in den 90ern, als Hansa noch in der Bundesliga spielte. Ich fand an dieser Stadt nichts Besonderes, irgendwie erschien sie mir immer sehr öde und trostlos.

Eigentlich war es mir ja egal, wo ich mich befand. Es gab seit Jahren keine familiären Kontakte mehr, meine Familie hatte sich schon lange von mir abgewandt. Es war ein Selbstschutz für sie, was ich auch verstand. Wie oft hatte ich versprochen: „Diesmal war es wirklich das letzte Mal, diesmal höre ich auf, für immer". Ich hatte sie ständig enttäuscht, und leider war es mir oft sogar egal gewesen, was meine Geschwister, meine Mutter, oder auch meine damalige Ehefrau dachten oder fühlten. Solange ich im „Tee" war, stand der Alkohol an erster Stelle, und nichts und niemand hatte neben ihm Platz. Auch nicht die Familie. Irgendwann hatte ich mal erfahren, dass es für meine Lieben wohl das Beste wäre, wenn ich draufgehen würde. Hört sich heftig an, aber aus dem heutigen Blickwinkel kann ich es verstehen. Diese ständige Angst, einen Anruf annehmen zu müssen mit der Todesnachricht ... diese ständige Angst, wo sich der Sohn oder Bruder gerade befand, und wie es ihm ging. Besonders für meine Mutter, meine Geschwister und meine damalige Frau müssen die Jahre im Suff der absolute Horror gewesen sein. Wenn ich so darüber nachdenke, kann ich mir nicht vorstellen, wie man mit so etwas umgehen kann. Es erscheint mir als furchtbar, schrecklich, nicht annehmbar. Aber, wie schon erwähnt, ich machte mir während meiner Exzesse kaum oder keine Gedanken darüber. Sucht ist wohl stärker als Liebe!?

Nun ja, ich war jetzt also in Ribnitz-Damgarten. Für mich stand fest, einen Monat nur, und dann bin ich hier wieder verschwunden. Zurück nach Güstrow, eine Wohnung werde ich bekommen, hat ja schon oft geklappt. Soll sich der Betreuer kümmern, schließlich bekommt er Geld dafür. Hier bleibe ich jedenfalls nicht!

Seitdem es mir besser ging, die vom KMG hatten wieder gute Arbeit geleistet, nahmen die Überheblichkeit, Ignoranz und Arroganz in mir wieder deutlich zu. Wie wollten die mir hier helfen, fragte ich mich. Wie viele Therapeuten hatten sich schon an mir die Zähne ausgebissen, ohne Erfolg. Ausgerechnet in

Ribnitz-Damgarten sollte jetzt der große „Durchbruch“ kommen? Es war einfach nur lächerlich. Mir konnte keiner mehr helfen! Seit ich keinen Kontakt mehr zu Verena hatte, nahm ich es (vorerst) mit der Bibel auch nicht mehr so genau.

Sandhufe 1, was für ein schöner Name für eine Langzeiteinrichtung. (So lautete die Anschrift.) In dieser Einrichtung befanden sich Männer und Frauen, die ihr Leben allein nicht mehr auf die Reihe bekamen. So wie ich. Für mich war es schon lange nicht mehr möglich, selbstständig zu leben, deshalb hatte ich auch seit ein paar Jahren einen Betreuer vom Gericht zugewiesen bekommen. Ich fand das sehr praktisch. Mein Betreuer kümmerte sich um alles, ob Finanzen, Krankenkasse, meine kriminelle Vorgeschichte, einfach um alles. Ich konnte mich also zurücklehnen. Die meisten hier hatten einen Betreuer, der war also nichts Außergewöhnliches, ich brauchte mich nicht zu schämen.

Mein Schamgefühl war sowieso wieder ganz tief im Keller verschwunden. Ich kam hier mit einer halb zerfetzten Reisetasche und einem Stoffbeutel vom Aldi an, in dem sich alles befand, was ich besaß. In meinem Ausweis stand OfW, und wenn man diese Adresse hat, erwartet man nicht mehr viel vom Leben. Einige Klamotten hatte ich beim letzten Krankenhausaufenthalt in Güstrow von einem netten Mitpatienten geschenkt bekommen, einiges hatte ich noch selbst. Viel war es nicht, dies hatte aber den Vorteil, dass ich mit dem Auspacken schnell fertig war.

Das ganze Haus wurde mir gleich zu Anfang gezeigt. Da gerade kein Zimmer frei war, musste ich vorerst im Konferenzraum logieren. In dem kleinen Raum befanden sich ein ausklappbares Bett, Tisch, Stühle, ein Schrank und – was für ein Glück! – ein Fernseher und sogar ein DVD-Player. Super, dachte ich, dann wird es abends nicht ganz so langweilig. Ich kannte hier niemanden, und dieses Zimmer war ein guter Rückzugsort für mich.

Zum Glück hatte ich mein Handy noch. Das war nicht selbstverständlich, denn in der Vergangenheit hatte ich ein Handy meistens nur für kurze Zeit besessen. Entweder hatte ich es verloren oder es wurde geklaut, oder aber ich hatte es weit unter Wert verkauft, um im Gegenzug Kohle für Getränke zu bekommen. Jetzt war es noch da, und ich hatte halbwegs Kontakt zur Außenwelt, und damit meine ich nicht nur Facebook.

Ich hing die erste Zeit viel am Handy rum, und zwischendurch bedauerte ich mich selbst. Was hatte ich nur für ein erbärmliches Leben? Eigentlich konnte ich mich glücklich schätzen, dass ich überhaupt noch lebte, stattdessen jammerte und heulte ich vor mich hin, natürlich nur, wenn ich allein war.

Manchmal kam es vor, dass ich mich an die Bibel erinnerte, und ich hörte mir aus Langeweile Predigten auf Youtube an.

In dieser Einrichtung stand die Arbeitstherapie an erster Stelle. Es gab aber auch andere Therapieformen, z. B. Ergotherapie, Sport oder Entspannung. Das alles war mir nicht fremd, schließlich war es nicht die erste Einrichtung, in der mir Obdach gegeben wurde. Es befanden sich ca. 40 Betreute im Haus „Zuversicht“. Die Bewohner waren in vier Gruppen mit jeweils einem Therapeuten aufgeteilt. Ich kam in die Gruppe 2. In dieser Gruppe war noch einiges an Potenzial, und wir hatten als „Oberhaupt“ eine sehr gute Therapeutin.

Es gab nicht wenige Bewohner, die durch den Alkohol geistig ziemlich eingeschränkt waren. Viele hier hatten das sogenannte Korsakow-Syndrom. Das ist eine Form der Demenz, meistens hervorgerufen durch übermäßigen Alkoholgenuss. Es war erschreckend. Ich hatte noch nie vorher von dieser Krankheit gehört, obwohl ich schon Einiges durch hatte, was solche Spezialeinrichtungen betrifft. Man merkte es den Bewohnern, die es betraf, nicht sofort an. Erst, wenn man sie länger und näher kannte, wurde klar, dass einige Puzzleteile im Gehirn fehlten. Ich war und bin bis heute erschüttert über diese Krankheit. Gleichzeitig aber auch unendlich dankbar, dass es mich (bis jetzt) nicht getroffen hat.

Nach ein paar Tagen wurde ich der Küche zugeteilt. Es gab hier eine gut eingerichtete hauseigene Küche, ich bin Koch von Beruf und freute mich auf meine Arbeitstherapie. In diesem Arbeitsbereich lernte ich Jeanette kennen. Wir arbeiteten zusammen in einem Team. Von Anfang an waren wir auf einer Welle und konnten ziemlich unbefangen miteinander reden. Das tat mir sehr gut, denn so hatte ich jetzt einen Menschen, dem ich einiges von mir erzählen konnte.

Jeanette war schon ein paar Monate länger hier, freute sich über meine Ankunft, und wir verbrachten viel Zeit miteinander, auch außerhalb unserer Therapie. Abends hörte ich weiterhin die Predigten und konnte mittlerweile unterscheiden, welche Bibellehrer mir guttaten und welche nicht.

So langsam wurde es etwas angenehmer und entspannter in Ribnitz-Damgarten.

Die ersten vier Wochen gab es eine Ausgangssperre, was allgemein üblich ist. Ich bin wohl der Einzige, der sich darüber gefreut hat, denn meine Angst und Panik hatte ich nicht verloren. Außerhalb der Einrichtung traute ich mir absolut nichts mehr zu. Es ging bei mir seit Jahren alles nur noch entweder mit Alkohol oder Tabletten. Beides sollte ich aber nicht mehr zu mir nehmen. Ich war psychisch noch immer ziemlich kaputt und konnte mir nicht vorstellen, dass sich das jemals ändern würde. Innerhalb des Hauses fühlte ich mich sicher, außerhalb ging gar nichts. Deshalb die Freude über die Ausgangssperre. Zum Einkaufen, was ab und zu mal sein musste, begleitete mich ein Praktikant. Das klappte ganz gut, ich hielt mich in seiner Nähe auf und fühlte mich sicher.

Nun waren irgendwann die vier Wochen vorbei, da hatte ich dann zum Glück Jeanette, was das Einkaufen betraf. Schwierig wurde es ab jetzt für mich, die Arzttermine allein wahrzunehmen. Die ersten vier Wochen war ich gefahren worden. Das war easy, aber jetzt?

Ich wendete meine alte, seit Jahren „bewährte" Taktik an. Wenn ein Termin anstand, redete ich mir vor dem Losgehen ein: sollte ich Panikattacken bekommen, besteht immer die Möglichkeit in einen Laden zu gehen, eine Flasche zu kaufen und trinken. Dadurch wäre die Panik sofort verschwunden. In den letzten Jahren hatte diese Methode gut funktioniert. Mir war bewusst, dass ich mit dieser Taktik einiges riskieren würde, deshalb sollte sie in Ribnitz der absolut letzte Ausweg sein, also nur, wenn ich kurz vor dem Kollabieren stand.

Meine verrückte Strategie gegen die Panik brauchte ich, Gott sei Dank, niemals während meiner Zeit in der Sandhufe 1 anzuwenden.

In der Einrichtung wurden in unregelmäßigen Abständen ausgewählte „Kandidaten" auf Drogen getestet. Mich betraf es auch, weil ich zusätzlich medikamentenabhängig war. Und tatsächlich, das Ergebnis war positiv. Es kam nicht überraschend für mich, denn ich hatte nie aufgehört unerlaubte Medikamente (Benzodiazepine) zu nehmen, ich hatte nur die Dosis verringert.

Meine Psyche war so programmiert, dass ich dachte, wenn ich nicht wenigstens ein bisschen von diesem Zeug nehme, komme ich gar nicht mehr klar in dieser Welt.

Die Konsequenz aus dem positiven Ergebnis: vier Wochen Ausgangssperre, ein Gespräch mit meiner Therapeutin, Erklärungsversuche in der Gruppe, Terminvereinbarung bei der Suchtberatung, das Schlimmste aber, ich musste ja nun endlich die Medikamente weglassen, wenn ich nicht einen Rauswurf riskieren wollte.

Es war für mich eine Katastrophe. Keiner wusste hier, dass ich immer noch heimlich die Tabletten nahm. Ich hatte es von Anfang an verschwiegen. Und jetzt? Ganz ohne? Unvorstellbar für mich, es war schon schwer genug, das mit dem Alkohol in den Griff zu bekommen. Sehr schnell kamen Gedanken auf, die Einrichtung zu verlassen.

So war es immer bei mir gewesen – wenn irgendwelche Schwierigkeiten auftraten, zog ich sofort die Flucht in Erwägung. Mittlerweile gefiel es mir aber ganz gut hier, also musste ich einen Weg finden.

Ich ließ aus lauter Angst vor weiteren Tests zwei Tage lang die Tabletten weg. Körperlich hatte ich dadurch keine Probleme, aber psychisch. Das kannte ich, und mir war klar, dass es so kommt. Was sollte ich bloß tun? Ich überlegte hin und her, entschied mich dann aber, mit Jeanette darüber zu sprechen. Mein Vertrauen zu anderen Menschen war allerdings so sehr zerstört, dass es mir nicht leicht fiel. Schließlich redete ich doch mit ihr. Ich wusste, sie wird mir in dieser Sache nicht groß weiterhelfen können, aber ich musste mit jemandem über mein Geheimnis reden. Ich erzählte ihr die ganze Story, dass ich trotz der Entgiftung nie richtig clean wurde, woher ich die Tabletten bekam und wo mein Problem lag. Sie hörte aufmerksam zu und gab mir ein paar Tipps. Bei ihr konnte ich auch meine Tabletten bunkern, denn eine Zimmerdurchsuchung bei mir war nicht ausgeschlossen.

Als ich ihr Zimmer wieder verließ, war ich erleichtert. Es war allein das Reden, das mir geholfen hat. Jeanette konnte sehr ausdauernd quatschen, aber sie konnte auch zuhören. Das schätze ich an ihr. Mein Vertrauen wuchs.

Mein Problem war immer noch da, aber ich sah es nicht mehr ganz so verbissen. Im Gegenteil, alles oder nichts, sagte ich mir und nahm weiterhin jeden Abend eine kleine Dosis von den Benzos. Ich hatte genug davon und sie würden noch eine Weile reichen. Ich nahm jetzt nur einen Bruchteil (1/8) der üblichen Menge und hoffte, dass diese beim Schnelltest nicht zu sehen war. Meine Rechnung ging auf. Ich schwitze zwar bei jedem Test Blut und Wasser, hatte aber immer Glück.

Das Gespräch diesbezüglich mit meiner Therapeutin verlief so weit ganz gut. Ich zeigte ehrliche Reue, und es war wirklich Reue! Allerdings kam ich nicht umhin, sie anzulügen. Es tut mir heute noch leid, denn sie hatte ein aufrichtiges Interesse daran, mir zu helfen. Aber was hätte ich tun sollen? Die Wahrheit sagen? Dann wäre es zu einem Rauswurf oder zu einem erneuten Tablettenentzug gekommen, und das wollte ich mir nie wieder antun.

Ich konnte einfach nicht mit ihr darüber sprechen, wie sehr ich durch diese Tablettensucht immer noch gefesselt war, hätte es gern getan, wusste aber um die Konsequenzen. Es war für mich ganz klar in dieser Einrichtung festgelegt. Keine Medikamente, von denen ich abhängig war! So bewegte ich mich auf einem sehr schmalen Grat.

Einerseits hatte ich mittlerweile hier einen sehr guten Stand, wurde geachtet und beachtet, andererseits war da das schlechte Gewissen gegenüber allen Therapeuten, zumal mir sehr gut bewusst war, dass ich mich in diese Lügen flüchten musste. Ich beruhigte mich immer wieder selbst mit dem Argument, dass ich in erster Linie wegen meines Alkoholproblems hier sei.

Der 50. Geburtstag. Bis vor Kurzem, war es für alle, die mich kannten, mich selbst eingeschlossen, nicht zu erwarten gewesen, dass dieser Tag eintreten würde. Aber am 20. April 2017 war es tatsächlich so weit. Er war der schönste Geburtstag meines Lebens!

Einige Zeit vorher gab es erste zaghafte und noch sehr verhaltene Kontakte zu meiner Familie, insbesondere zu meinen Brüdern. Wir führten nach langer Zeit wieder sehr schöne Telefonate, ich erfuhr durch sie, wie es der Familie ging, und freute mich, dass sie mich langsam wieder aufnahmen.

Ein paar Wochen vor dem 50. gab es wieder so ein Gespräch. Mein jüngster Bruder Philipp tat sehr geheimnisvoll, meinte, ich solle mir an diesem Tag nichts vornehmen, ließ sich aber auch auf keine weiteren Fragen von mir ein. Gut, dachte ich, vielleicht kommt er mich besuchen, allerdings erwartete ich nichts.

Der besagte Tag rückte näher, und ich dachte immer mehr darüber nach, was wohl geschehen könnte. Ich hatte furchtbare Angst, dass vorher nochmal ein Drogentest angesagt war, dieser positiv wäre und ich wieder eine Ausgangssperre bekäme.

Dann war es so weit Mann, war ich aufgeregt! Ich hatte an diesem Tag frei und keine Lust zum Frühstück zu gehen. Mir waren die Glückwünsche von allen Seiten schon immer ein wenig unangenehm, doch da musste ich jetzt durch. Es hielt sich zum Glück in Grenzen. Viele meiner Mitbewohner wussten nicht, dass ich Geburtstag hatte. Danach zog ich mich in mein Zimmer zurück und beschäftigte mich mit dem Handy.

Irgendwann klopfte es. Mein Herz pochte. Vor der Tür stand Jeanette. Sie strahlte übers ganze Gesicht, ging einen Schritt zur Seite, und mein Bruder Philipp stand vor mir. Ich war den Tränen nah! Wir hatten uns über vier Jahre nicht gesehen. Das war aber noch längst nicht alles. Nach und nach waren plötzlich mein Bruder Sebastian, meine Schwester Andrea, meine Nichte Lorraine mit ihrem kleinen Sohn und ... es brach in Bächen aus mir heraus, meine Mutter im Zimmer. Alle waren sie da, ich heulte wie schon lange nicht mehr, diesmal endlich vor Freude. Ich konnte es nicht fassen, nach fast fünf Jahren konnte ich alle umarmen.

Ich zitterte, schaute jeden an und war so begeistert darüber, dass ich die Menschen wieder sah, die ich am meisten liebte. Ich hatte geahnt, dass eventuell mein jüngerer Bruder mich besuchte, aber dass alle da waren, damit hätte ich niemals gerechnet. Wie hatten sie das nur alle hinbekommen? Die Brüder wohnen in Berlin, meine Schwester, meine Mutter und meine Nichte mit dem Kleinen auf Rügen. Toll, einfach toll, wunderbar! Ach ja, sie hatten noch Geschenke mitgebracht, alles Dinge, über die ich mich sehr gefreut habe, und die ich gut gebrauchen konnte. Doch ohne Frage konnte kein materielles Geschenk mir so viel Freude und Glück geben wie die Gegenwart dieser sechs Menschen, die heute in meinem Zimmer standen!

Nachdem die Tränen getrocknet waren, zeigte ich meiner Familie das Haus „Zuversicht“. Ich war so ausgelassen wie lange nicht. Wir gingen dann gemeinsam zum Hafen, aßen lecker Mittag, spazierten umher, erzählten, lachten und freuten uns über das Wiedersehen. Nachmittags gab es noch ein schönes Eis, ein gemeinsames Foto wurde geschossen, und dann neigte sich dieser Tag langsam dem Ende zu. Wir verabschiedeten uns herzlich und freuten uns auf das nächste Wiedersehen. Dieses war schon in zwei Monaten. Der 40. Geburtstag von Sebastian. Danach folgt der 70. meiner Mutter und im September stand die Hochzeit meines kleinen Bruders Philipp an. Ein Wiedersehen nach dem anderen. Ich war einfach nur glücklich. Nach all den Jahren wieder Kontakt! Ich kam mir ein wenig vor wie „der verlorene Sohn“ aus dem Lukasevangelium.

Ich dankte Gott für diesen wunderbaren Tag und übergab Jesus Christus mein Leben! Diesmal aus ehrlichem Herzen und mit voller Überzeugung, dass ich einfach nicht in der Lage bin, mein Leben auf einen guten Weg zu führen. Er sollte das für mich übernehmen, und er hat es getan!

Nach dem Medikamentenvorfall wurde mir nahe gelegt, mich mit der hiesigen Suchtberatung und einem Psychologen in Verbindung zu setzen. Ich wusste nicht, was es für mich bringen sollte, aber ich tat es. Es gab regelmäßige Termine bei einem Suchtberater und etwas später dann auch bei einer Psychologin. Entgegen meiner Erwartung, waren sowohl der Suchtberater als auch meine Psychologin ein großer Gewinn für mich. Besonders die von mir geschätzte Psychologin konnte Dinge bewirken, die ich niemals für möglich gehalten hatte. Vielleicht, lag es daran, dass ich mich ihr komplett öffnete. Bei früheren Begegnungen mit Therapeuten oder Psychologen habe ich viel verschwiegen und letztendlich nicht die Hilfe angenommen, die mir geboten wurde. Diesmal war es anders, alles hier in Ribnitz-Damgarten war anders, ich erkannte mich selbst nicht wieder.

Dann ein kleiner Schock! Jeanette wurde positiv auf THC getestet. Ich wusste, dass sie hin und wieder kiffte, machte mir aber deshalb keine großen Gedanken. Durch diesen Vorfall beschloss Jeanette, die Einrichtung in Kürze zu verlassen. Das machte mich sehr traurig, denn wir waren uns in der letzten Zeit immer näher gekommen, und es war mehr als Freundschaft. Außerdem harmonierten wir in unserem Arbeitsbereich Küche sehr gut miteinander, ich machte mir Sorgen, wer sie wohl ersetzen könnte. Es konnte keiner!

Das Leben ging weiter, wie man so schön sagt. Ich war jetzt ein gutes halbes Jahr in der Sandhufe 1, hatte sowohl zu meinen Mitbewohnern als auch zu den meisten Therapeuten und zur Leiterin dieser Einrichtung ein richtig gutes Verhältnis. Mit Jeanette stand ich in ständigen Kontakt, wir waren dann auch für eine Weile ein Pärchen, stellten aber fest, dass es bei uns besser sei, ein freundschaftliches Verhältnis zu führen.

In Ribnitz gründete unser Praktikant eine Gruppe der Anonymen Alkoholiker, Jeanette und ich gehörten zu den Mitgliedern der ersten Stunde. Jeden Mittwoch trafen wir uns zu dritt, um über Probleme zu reden. Etwas später kamen auch noch andere Betroffene dazu, sodass wir mittlerweile eine richtig gute Gruppe sind.

Was die Panikattacken betrifft, ging es mir besser. In bestimmten Situationen waren sie dennoch präsent. Klar, ich konnte jetzt allein zu Terminen gehen, kam manchmal allerdings schweißgebadet zurück. Trotz meiner kleinen Dosis Benzo, die ich noch täglich zu mir nahm.

In unserer Einrichtung gab es sehr viele Fahrräder. Wie gerne wäre ich mal wieder Rad gefahren. Ich hatte das seit etlichen Jahren nicht mehr getan. Hier bot es sich an, mal schnell von A nach B zu fahren, zumal Ribnitz-Damgarten eine wunderschöne Stadt ist und eine ganze Menge zu bieten hat. Für mich war es unwahrscheinlich, das jemals in die Wirklichkeit umzusetzen, denn wenn ich nur daran dachte, mich aufs Rad zu schwingen, bekam ich schon Schweißausbrüche. Also schob ich diese Gedanken schnell wieder beiseite. Ich verdrängte sie, weil ich mich nicht mit so etwas belasten wollte.

Nun war ich schon seit längerem in psychologischer Behandlung, bei der ich auch die Angst vor dem Radfahren ansprach. Meine Psychologin war so drauf, dass sie mir bis zum nächsten Termin immer irgendwelche Aufgaben gab, die mir zunächst unlösbar erschienen. Jedes Mal, wenn ich von einem Termin zurückging, war ich einerseits schön entspannt, andererseits machte ich mir total Gedanken, wie ich die mir gestellten Aufgaben hinbekommen könnte, ohne sie anzulügen. Mir blieb keine Wahl, ich musste alle Übungen umsetzen. Irgendwann war da auch mal die Aufgabe mit dem Rad zu fahren. Das schaffe ich nie, dachte ich. Diesmal verlangte sie eindeutig zu viel von mir.

Ich stand vor einem Problem. Diese Aufgabe war lösbar und ziemlich einfach, wenn ich meine Tablettendosis erhöhen würde. Dieser Gedanke hatte jedoch nicht lange Platz in meinem Gehirn, denn das kam nicht infrage.

Ich sprach mit meiner Gruppen- und mit unserer Arbeitstherapeutin über meine „enorme" Übung. Nach diesen Gesprächen erklärte sich unsere Arbeitstherapeutin bereit, diese Aufgabe mit mir zusammen zu bewältigen. In ihrem Beisein stieg ich das erste Mal seit meiner Schulzeit auf ein Rad. Es gab keinen Muskel an meinem Körper, der nicht zitterte. Ich versuchte, mir nichts anmerken zu lassen, und drehte vorsichtig eine Runde auf dem Hof. Verlernt hatte ich es nicht, aber durch die große Anspannung war es schwierig, dass Gleichgewicht zu halten. Das reicht für heute, dachte ich und freute mich, den ersten Schritt getan zu haben. Am nächsten Tag fuhren wir dann schon eine etwas längere Strecke zusammen, ca. 200 Meter. So nach und nach wurde die Distanz größer, mal durch den Wald, mal auf einen Feldweg und dann sogar schon über die Straße. Wir fuhren immer dicht zusammen, sodass sie im Notfall eingreifen konnte, sie gab mir dadurch die Sicherheit, die ich brauchte.

Es wurde besser und besser, ich musste aufpassen, nicht leichtsinnig zu werden und trotz meiner Euphorie aufmerksam zu bleiben.

Wenn jetzt im Rahmen der Sporttherapie Radausflüge angesagt wurden, war ich mit dabei. Mein Lebensgefühl steigerte sich, da ich durch das Fahren ein Stück Freiheit bekam und mich jetzt auch von diesen Panikfesseln befreien konnte. Ich hatte Hilfe, sehr gute Hilfe von unserer Arbeitstherapeutin und habe diese Hilfe in Anspruch genommen, ohne das es mir in irgendeiner Weise unangenehm war.

Mein Selbstbewusstsein wurde größer, und ich fand es mittlerweile nicht mehr schlimm, dass ich in der Sandhufe 1 mein Domizil hatte. Im Gegenteil, mir gefiel es hier, und ich konnte mir fast schon vorstellen, in Ribnitz-Damgarten zu bleiben. Ich sah die Aufgabenstellungen meiner Psychologin als Herausforderungen an, die ich bezüglich der Angst alle meisterte und bemerkte, dass ich mich veränderte.

Irgendwann kam ich mit der Leiterin der Langzeittherapie ins Gespräch, dabei stellten wir fest, dass wir beide Christen sind. Ich konnte es kaum fassen, denn ich hatte viel dafür gebetet, Christen, in Ribnitz-Damgarten zu finden. Sie empfahl mir christliche Veranstaltungen, die ich gerne besuchte.

Nach dem Weggang von Jeanette arbeitete ich nun mit der „roten Zora" in der Küche zusammen – die Dame hat ausdrücklich darum gebeten, dass ich sie in diesem Buch so nenne. Nach einigen Anfangsschwierigkeiten harmonierten wir sehr gut zusammen. Sie ist von Beruf Kaltmamsell, konnte sehr gut backen, und so ergänzten wir uns. Ich kochte viel, sie backte fast jeden Tag und probierte dabei auch immer wieder neue Kreationen aus, die sehr gut schmeckten. Es machte Spaß, wir lachten reichlich, und uns wurde freie Hand in der Küche gelassen. Es war ein Zeichen des Vertrauens, seitens unserer Therapeuten. Sie wussten, dass Verlass auf uns war.

Ich befand mich nun schon neun Monate in der Einrichtung, hatte wieder eine für mich annehmbare körperliche Fitness, und auch psychisch wurde es immer besser. Von dem halbtoten Wrack, dem erbärmlichen, unbelehrbaren Menschen, den es in mir noch vor einem Jahr gab, war fast nichts mehr übrig geblieben.

In den letzten zwei, drei Monaten orientierte ich mich immer öfter mal nach „draußen". Ab und zu traf ich mich mit Menschen außerhalb der Einrichtung, um gemeinsamen Interessen nachzugehen. Ich tat es nicht aus Zwang, sondern weil es mir guttat. Wir hatten unsere Gruppe der Anonymen Alkoholiker. Einmal in der Woche besuchte ich meinen christlichen Hauskreis; wenn Kräuter oder Pilzwanderungen angeboten wurden, war ich dabei, und so öffneten sich nach und nach „Türen", bei denen ich nie gedacht hätte, dass es sie überhaupt gab. Ich lernte Menschen kennen, die ich sehr schätze, weil auch sie mir geholfen haben, den Weg, den ich heute gehe, zu ebnen.

So langsam kam ich an einen Punkt, Vorbereitungen zu treffen, um in absehbarer Zeit die Einrichtung zu verlassen. Zum ersten Mal dachte ich ernsthaft darüber nach. Ich wollte nichts überstürzen, mir ging es gut hier, und wenn ich mal rausgehe, dann sollte alles um mich herum stimmen. Ich wusste, wie gefährlich es für mich in „Freiheit“ sein kann, und wie viele Vorbereitungen dafür nötig wären, um selbstständig, zufrieden abstinent leben zu können. Einfach wird es nicht werden, dennoch dachte ich darüber nach, und inzwischen musste es Ribnitz-Damgarten sein! Während meiner Zeit hier, habe ich die Stadt erkundet, so viele schöne Dinge in ihr entdeckt, und mittlerweile liebe ich sie.

Während einer Kräuterberatung lernte ich Kristin kennen. Wir kamen uns näher, und innerhalb kürzester Zeit war sie meine Freundin. Ich war, so oft es ging, bei ihr. Wir hatten gemeinsame Interessen, verstanden uns sehr gut und wären am liebsten zusammen gezogen. Dies setzte aber voraus, dass ich meine Therapie vorzeitig beenden musste, was wir beide jedoch nicht wollten. Es sollte alles ganz in Ruhe und planmäßig abgeschlossen werden. Dazu war Geduld notwendig, die ich mir hier in all den Monaten schon ganz gut angeeignet hatte. Aus meiner Sicht wäre es auch nicht so gut gewesen, sofort zusammen zu ziehen. Mein Bauchgefühl diesbezüglich sagte mir, dass auch hier zunächst Zurückhaltung der bessere Weg ist.

Ich begab mich auf Wohnungssuche, ließ mir von meinem Betreuer einige Vollmachten zurückgeben, meldete mich beim Jobcenter und tat alles, um in ein neues Leben zu starten. Kristin gab mir bei vielen Dingen Halt und war eine große Hilfe. Meine Therapie ließ ich trotz der neuen Situation nicht schleifen.

Bis auf die Wohnung lief alles ganz gut und reibungslos, was meine Vorbereitungen betraf. Für uns Alkoholiker ist es schwierig eine Wohnung zu bekommen. Das liegt daran, dass wir keine besonders gute Vergangenheit und zum Zeitpunkt unserer Suche nicht die renommierteste Adresse für eine Wohnungssuche haben.

So war es dann auch zunächst in meinem Fall. Nach einigen Ablehnungen erbarmte sich dann aber schließlich ein Hausverwalter, und ich bekam eine Wohnung, mit der ich sehr zufrieden bin und in der ich mich wohlfühle.

Je näher der Zeitpunkt des Auszuges kam, desto mehr beschlich mich Angst. Was, wenn ich es wieder nicht schaffe? Gut, ich hatte Kristin, die mir Halt gab, dadurch war ich aber in gewisser Weise auf sie angewiesen, um meine Abstinenz aufrechtzuerhalten, und das ging gar nicht. Ich wollte mich nicht mehr von einem Menschen abhängig machen. In der Vergangenheit war das viel zu oft der Fall gewesen, und es kam nie etwas Gutes dabei heraus. Es war also wichtig für mich, eine eigene Selbstständigkeit zu besitzen. Nur so ist es meiner Meinung nach möglich, die alltäglichen Gefahren des Lebens zu meistern.

Schließlich war alles optimal vorbereitet, die Gespräche mit meiner Therapeutin, meiner Psychologin und auch in meinem neuen Bekanntenkreis machten mir Mut, außerdem konnte ich ja nicht ich ewig in der Sandhufe 1 wohnen.

Mit einem mulmigen Gefühl zog ich, als der Tag gekommen war, aus.

Durch die Beziehung mit Kristin war es die erste Zeit kein Problem. Mal wohnten wir bei ihr, mal bei mir. Unsere Tage waren gut ausgefüllt, ich hatte in den ersten Wochen sehr viele Termine, war fest davon überzeugt Arbeit zu bekommen und konnte mich nicht beklagen.

Dann zerbrach die Beziehung. Ich stellte fest, dass wir doch nicht so gut zusammen passten wie anfangs angenommen.

Wenn man eine Beziehung nur aufrechterhält, um nicht allein oder einsam zu sein, ist es aus meiner Sicht nicht der richtige Weg. Früher oder später wird man immer unzufriedener und letztendlich unglücklich. Das wiederum trägt die Gefahr in sich, wieder zu trinken. Ich musste mir sämtliche Dinge bewusst machen, die meine „Trockenheit“ gefährden könnten. Es war besser für mich, meinen Weg vorerst allein zu gehen.

Doch jetzt hatte ich wieder dieses mulmige Gefühl. Das erste Mal alleine wohnen. Bekomme ich eine für mich gute Tagesstruktur hin?

Mit der Arbeit hatte ich es mir zu leicht vorgestellt, ich dachte, ich könne nach sieben Jahren ohne Arbeit wieder voll durchstarten. So einfach war es aber nicht. Zum einen bin ich sehr stark körperlich eingeschränkt, das wurde mir nach einem Praktikum klar. Die vielen Jahre im Suff haben ihre Spuren hinterlassen, ich muss es akzeptieren und damit leben, zumal es mich hätte schlimmer treffen können. Zum anderen wird man bei keinem Betrieb eingestellt, wenn man in seinen Lebenslauf schreibt, dass man sich die letzten vier Jahre in Krankenhäusern oder in Therapie-Einrichtungen aufgehalten hat.

Wie sollte ich denn jetzt nur meinen Tag ausfüllen? Würde ich in Langeweile versinken? Meine Bedenken waren sicher nicht unbegründet, denn aus meinen Erfahrungen wusste ich, dass man durch Langeweile ganz schnell unmotiviert wird und der Apathie verfallen kann, was wiederum eine „Scheißegal-Stimmung“ nach sich zieht, und dann ist der Griff zur Flasche nicht mehr weit. Es ist also größte Wachsamkeit geboten!

Seit ein paar Monaten wohne ich jetzt allein und kann mich über Langeweile nicht beklagen. Irgendwie habe ich es hinbekommen, dass immer etwas zu tun ist, und dieses Tun bereitet mir viel Freude. Meine Tage sind gut ausgefüllt, und ich führe ein zufriedenes Leben. Natürlich habe ich auch mal schwierige Situationen oder Zeiten, meistens nur ein paar Stunden, in denen ich niedergeschlagen bin. Zum Glück habe ich gelernt, diese Situationen anzunehmen. Es ist wichtig zu erkennen, dass diese Zeiten der Niedergeschlagenheit vorübergehen, dass sie normal sind und zum Leben gehören. Auch bin ich nicht vor Schmerzen oder Krankheiten gefeit. Im Gegenteil, seit dem ich abstinent lebe, habe ich so viele Schmerzen wie nie zu vor in meinem Leben. Mein „Freund“ hat mir eine starke körperliche Zerrüttung hinterlassen. Aber auch damit lässt es sich leben. Ich befinde mich in guter ärztlicher Behandlung, nehme jeden Tag einige Tabletten, weil es ohne nicht mehr geht, und komme gut damit zurecht.

Jeder, der von dieser teuflischen Sucht betroffen ist, muss seinen Weg finden. Der Weg kann steinig und schwer sein. Vielleicht sind für den einen oder anderen radikale Veränderungen der Lebensumstände nötig. Ich weiß, dass wir uns schwer tun Hilfe anzunehmen und Veränderungen nicht mögen. Beides sollte dennoch an erster Stelle bei uns stehen, bevor es zu spät ist! Ohne Hilfe und ohne Veränderung ist es fast unmöglich, einen „trockenen" Weg dauerhaft zu gehen. Bei einigen, wie es auch bei mir der Fall war, hilft eine komplette Auswechslung des sozialen Umfeldes, ein Ortswechsel, und ich möchte jedem raten, der so tief in der Schei...steckt wie ich damals, sich auf eine Nachsorgeeinrichtung einzulassen. Dort sich die Zeit zu nehmen, die man braucht, alle therapeutischen Angebote mitzumachen, auch wenn einige Therapien auf den ersten Blick völlig sinnlos erscheinen, sich nach und nach ein neues Umfeld schaffen, das schließt ein, auch mal die Einrichtung hin und wieder zu verlassen, sich nicht in Selbstmitleid zu vergraben und alle Gespräche mitzunehmen, die es gibt.

Dies alles hatte ich jahrelang nicht getan – was dabei herausgekommen ist, habe ich in den vorherigen Kapiteln versucht, teilweise ausführlich zu beschreiben. Sehr hilfreich ist es, Dinge wieder zu entdecken, die wir vor unserer Suchterkrankung geliebt haben, unsere Fähigkeiten und unsere Hobbys. Leider sind diese in den Jahren des Suffs verloren gegangen. Für viele von uns ist eine Langzeittherapie notwendig. Während dieser langen Zeit hat man die Möglichkeit, sich wieder zu finden, sich wiederzuerkennen und vor allem sich so anzunehmen wie man ist.

Wir sollten nicht mehr an alten Vorstellungen oder Mustern festhalten; lassen wir die Verbitterung aus unseren Herzen verschwinden! Gehen wir mit Geduld einen neuen Weg, der unbeschreiblich schöner ist, als der, der hinter uns liegt! Denken wir nicht an die Vergangenheit, sondern machen wir uns auf den Weg! Nicht alle haben die gleichen Startbedingungen und nicht jeder kann konsequent sein Umfeld verlassen, doch in Deutschland bekommen wir enorm viel Hilfe in jeglichen suchtbedingten Lebenssituationen, wir brauchen sie einfach nur anzunehmen. Jeder geht einen anderen Weg, die Hauptsache ist aber, dass dieser Weg in die zufriedene Abstinenz führt.

Ich habe meine Zuversicht im christlichen Glauben gefunden. Der Grundstein dafür wurde in Serrahn gelegt. Danach hatte ich nochmal vier schwere Jahre, bis mich Verena während meiner letzten Entgiftung 2016 in Güstrow wieder zu Jesus geführt hat. Wirklich angenommen habe ich meinen Herrn aber erst in Ribnitz-Damgarten. Nach all den furchtbaren Jahren ohne Ausweg bin ich der Meinung, dass es keiner menschlichen Kraft gelungen wäre, mich vom Alkohol wegzuführen. Das konnte nur Gott! Ich bin sehr froh diesen Weg mit ihm zu gehen und kann mir nichts anderes mehr vorstellen. Er hat mich aus dem Sumpf gezogen und mir ein neues Leben geschenkt, deshalb ist es meine Pflicht und gleichzeitig eine Ehre für mich, dieses neue Leben zu pflegen, zu umsorgen und vor allem vom Alkohol fernzuhalten.

Während meiner Therapie in Ribnitz hat alles gut zusammen gepasst und ineinander gegriffen. Da waren an erster Stelle die sehr guten Therapeutinnen, die Suchtberatung, meine Psychologin, meine Mitbewohner und auch die Menschen, die ich hier kennengelernt habe. Ausnahmslos alle haben ihren Anteil zu meinem Weg beigetragen und mich gestärkt. Ich habe während meines bisherigen Lebens ständig nach Bestätigung gesucht und versucht jemand anderes zu sein. Zum ersten Mal brauche ich das jetzt nicht mehr und habe endlich erkannt, wer ich bin.

Seit Dezember 2016 bin ich „trocken“ und habe das „fehlende Bild“ in meiner Seele gefunden. Das „fehlende Bild“ ist Jesus Christus!

Meine Familie

Ich wurde als erstes von vier Kindern geboren. Unser Geschwister-Klan besteht aus meiner Schwester Andrea, meinem Bruder Sebastian, dem „Nesthäkchen“ Philipp und aus mir. Manchmal driften unsere Meinungen auseinander, dennoch sind wir vier sehr eng miteinander verbunden. Zwischen Andrea und mir besteht knapp zwei Jahre Altersunterschied, dadurch haben wir unsere gesamte Kindheit zusammen verbracht. Sebastian und ich liegen zehn Jahre auseinander, Philipp ist siebzehn Jahre jünger als ich.

Meine Mutter ist für mich die Mutter aller Mütter. Sie hat sich auch in schwierigen Zeiten immer einfühlsam und langmütig um uns vier gekümmert, uns behütet und beschützt. Seit jeher kenne ich sie als eine fleißige, verantwortungsbewusste und engagierte Mutter, die auch heute noch im Rentenalter einer geregelten Arbeit nachgeht. Wir erlebten als Familie sehr viele und schöne Begebenheiten miteinander, an die ich mich sehr gerne erinnere. Auch zu meinem Stiefvater hatte ich, bis auf die immer wieder auftretenden Saufgelage, ein gutes Verhältnis.

Unsere Mutter war und ist bis heute das Oberhaupt der Familie und hielt immer die Fäden in der Hand. Aus meinem heutigen Blickwinkel kann ich sagen, dass ich eine angenehme und schöne Kindheit hatte!

Mein leiblicher Vater verunglückte tödlich, als ich sieben Jahre alt war. Durch diesen Wegbruch eines Elternteils kamen auf meine Mutter, aber auch auf Andrea und mich, herausfordernde Zeiten zu.

Es ist nicht nachvollziehbar für mich, wie sehr meine Mutter durch meine immer wiederkehrenden Eskapaden gelitten haben muss. Wie drastisch habe ich ihr und meinen Geschwistern weh getan. Wie oft ist die Hoffnung für sie gestorben, dass aus mir endlich ein Mensch wird, der sein Leben selbstständig auf die Reihe bekommt. Es gab sehr viele Situationen, die ausweglos erschienen, aus denen mich meine Mutter jedoch wieder herausholte. Sie hatte dabei immer die Erwartung, dass ich es schaffe einen vernünftigen Weg zu gehen. Leider konnte ich diese Erwartungen über einen langen Zeitraum nicht erfüllen.

Irgendwann mussten sie sich alle von mir abwenden. Ich konnte nicht verstehen, warum keiner mehr etwas mit mir zu tun haben wollte. Heute weiß ich, ihr Verhalten war richtig und die einzige Möglichkeit, sich vor mir zu schützen. Ich bin unendlich froh und dankbar, dass meine Mutter, meine Geschwister und auch viele andere Familienmitglieder mir verziehen haben und das ich nicht mit Vorwürfen überschüttet werde. Auch in diesem Fall ist es eine Ehre und Pflicht für mich, diese Beziehung aufrechtzuerhalten!

Ab 1992 hatte ich eine eigene Familie, die, von mir selbst einmal abgesehen, aus meiner damaligen Frau und zwei Kindern, die Martina mit in die Ehe brachte, bestand. Die beiden Jungs waren 10 und 6 Jahre alt. Anfangs hatten wir viel Freude, doch durch meine Liebe zum Alkohol zerstörte ich die Liebe zu meiner Familie. Meine Aussetzer waren nicht förderlich für die Kinder, und schließlich wandte sich mein ältester (Stief-)Sohn aus verständlichen Gründen von mir ab. Meine Frau Martina hat während der Ehe häufig gelitten, immer wenn wir beide dachten, jetzt geht es aufwärts, riss ich das Aufgebaute innerhalb kürzester Zeit wieder nieder. Dies hatte dann schließlich die Scheidung zur Folge. Mit Andy, meinem jüngsten (Stief-)Sohn habe ich seit ungefähr zwei Jahren, dem Herrn Jesus sei Dank, einen regelmäßigen und herzlichen Kontakt!

Mir ist bewusst, dass ich nie wieder gut und ungeschehen machen kann, was ich euch in all den Jahren angetan habe, dennoch bitte ich euch um Vergebung!

Gedanken zur Sucht

Wir wissen seit etwa 50 Jahren, dass Alkoholismus eine Krankheit ist. Im Laufe unseres Lebens können bestimmte Umstände diese Krankheit fördern und uns schließlich zum Alkoholiker machen. Alkoholismus hat nichts, wie oft angenommen, mit dem Erziehungs- oder Bildungsniveau zu tun. Diese Krankheit zieht sich durch alle gesellschaftlichen Schichten! Da ist der Handwerker, der sich nach getaner Arbeit jeden Abend zehn Bier gönnt, der Arzt, der nach einem harten Arbeitstag regelmäßig eine Flasche Wodka trinkt, die Sekretärin, die sich aufgrund hohen Arbeitsaufkommens mit drei oder vier Gläsern Wein vor dem Schlafengehen entspannt, oder der Anwalt, dessen Frau gestorben ist, und der dieses Leid nur mit Alkohol ertragen kann.

Die Abhängigkeitserkrankung wird von verschiedenen Faktoren und Ursachen bestimmt. Dies geschieht nicht von heute auf morgen, sondern „schleichend“! Keiner bemerkt, wann die Grenze vom Geselligkeits-Trinker zum Alkoholiker überschritten ist. Hat man sie erst Einmal überschritten, ist es zu spät für eine Umkehr. Ab diesem Zeitpunkt ist man die Marionette des Alkohols und das so lange, bis man es schafft, den „Schalter“ endgültig umzulegen. Für das Umlegen dieses „Schalters“ wird ein enormer Kraftakt, viel Mühe, und Anstrengung benötigt, um ihn in den richtigen Bereich zu bewegen! Sehr oft sind wir mit dieser Anstrengung schlichtweg überfordert, weil wir das angestrebte Ziel aufgrund mangelnder Information über ein Leben in Abstinenz nicht erkennen können! Wir können uns nicht mehr ansatzweise vorstellen, wie das Leben mit einer zufriedenen Abstinenz sein kann. In uns steckt zum Zeitpunkt des ständigen Trinkens der Glaube, dass wir durch unseren „Freund“ dem Alkohol etwas verlieren könnten, wenn wir uns von ihm lossagen. Durch diese Illusion, ist es für viele von uns unglaublich schwer, die Fesseln der Sucht abzustreifen.

Dies ist der Grund, warum es manchmal Jahre oder sogar Jahrzehnte dauert, bis wir es schaffen, über einen längeren Zeitraum hinaus „trocken“ zu sein.

Den Übergang bemerkt man nicht. Keiner bemerkt ihn, denn wenn man ganz genau wissen würde, noch ein Schritt weiter, und man ist Alkoholiker und hat ein schlimmes, desaströses Leben vor sich – niemand würde dann freiwillig zum Alkoholiker werden.

Jeder ist der Meinung, mich trifft es nicht, es betrifft die anderen, die, die keinen Willen haben. Dabei wird oftmals übersehen, dass der Wille nur bedingt zu einer längeren Abstinenz beitragen kann. Alkoholismus gehört zu den rätselhaftesten Krankheiten die wir kennen. Die wenigsten Menschen können Krankheiten allein durch ihren Willen heilen. Dies betrifft auch die Alkoholkrankheit.

Es können blitzschnell und ohne Vorwarnung Suchtdruck, Schicksalsschläge, Kummer oder Leid eintreten. Gegen solche unvorhersehbaren Katastrophen hat der stärkste Wille oftmals keine Chance!

Viele von uns sind so gestrickt, schnell zu verurteilen. „Keiner muss trinken, wenn er nicht will, Hilfe kann jeder bekommen, andere schaffen es ja auch, selbst schuld, dieser Säufer, soll sich mal zusammen reißen“, um nur einige Dinge zu nennen. Doch so einfach ist das nicht. Dieses Problem wird aus meiner Sicht von der Gesellschaft zu oberflächlich behandelt und oftmals pauschalisiert. Es sind die Umstände, in die wir im Laufe unseres Lebens geraten, die manchmal schön, oftmals aber auch sehr schlimm und prägend sein können. Schicksalsschläge, Depressionen (eine auch oft missverstandene Krankheit), Kindheitstraumen, Komplexe, häusliche Gewalt, seelische Grausamkeit, Leichtsinn, Mobbing, Stress, Angst, Einsamkeit, Burnout, ja sogar Langeweile und noch etliche andere Umstände können einen Menschen suchtkrank machen.

Aber warum trifft es manche Menschen und manche nicht? Es kann erblich bedingt sein, z.B. neigen Menschen, deren Eltern ein Suchtproblem haben, eher zur Sucht als Menschen, bei deren Eltern dieses Problem nicht vorliegt. Auch spielt unsere Genetik eine große Rolle.

Es gibt im Gehirn ein Belohnungssystem. Wenn wir nun eine bestimmte Substanz zu uns nehmen, ist dieses System so angelegt, dass wir schöne, angenehme Gefühle bekommen, die wir immer wieder haben möchten. Bei starkem Missbrauch dieser Substanz kann es zur Abhängigkeit kommen. Das trifft übrigens auch auf Schokolade zu, wobei diese Substanz weitaus ungefährlicher ist als Alkohol. Hinzu kommt natürlich auch, dass Alkohol in unserer Gesellschaft dazu gehört, an jeder Ecke zu haben ist, ja sogar gefördert wird. Ich denke dabei an die günstigen Verkaufspreise, ich denke an Volksfeste, Partys, Discotheken, ich denke an die Werbung, ich denke an die allgemein übliche Verharmlosung des Alkohols. Nicht selten wird derjenige schräg angesehen oder als Langweiler bezeichnet, der nicht trinken möchte. Andere Länder praktizieren zum Teil einen besseren Umgang mit dem Gift als unser Deutschland. Mit dem Nikotin sind wir da schon etwas weiter.

Die Verharmlosung des Alkohols kann unser Gehirn manipulieren und uns suggerieren, ohne Alkohol gehöre man nicht dazu. Kaum jemand kann sich eine Feier, einen Empfang oder überhaupt Geselligkeit ohne Alkohol vorstellen.

Alkohol ist nicht cool und lustig! Alkohol ist ein tödliches Nervengift!

Deutsche Forscher haben herausgefunden, dass Alkohol deutlich schädlicher und tödlicher als Kokain oder Heroin ist, dennoch in der Gesellschaft anerkannt und akzeptiert wird.

Es sterben jährlich rund 21.000 Menschen an den Folgen des Alkoholmissbrauchs in Deutschland! Angesichts dieser Zahlen ist es unverständlich, das in unserem Land mit der Volksdroge Nummer 1, immer noch so unbekümmert umgegangen wird!

Gegen Alkohol als Genussmittel ist nichts einzuwenden, dennoch verschwimmt auch dort die Grenze, und der Missbrauch ist manchmal kaum zu erkennen. Es ist ja auch nicht von der Hand zu weisen, dass mit einer gewissen Promillezahl einiges besser zu ertragen ist. Manchmal möchte man diesen vermeintlich angenehmeren Weg gehen, um Kummer und Leid erträglicher zu machen. Oder man bemerkt, mit Alkohol fällt das Reden leichter, Hemmungen, Ängste und dergleichen sind durch dieses „Zaubermittel" verschwunden; dann greift man sehr schnell mal zur Flasche, ohne über die Folgen nachzudenken.

Unser Gehirn ist darauf ausgerichtet, dass es Belohnungen sofort speichert. Es lernt, das Trinken mit einem angenehmen Gefühl zu verbinden. Das kann anfangs sehr nützlich sein, z. B. bei Stresssituationen, Depressionen, Hemmungsabbau und so weiter. Alkohol sorgt für einen Dopaminausstoß, der gezielt auf das Lustzentrum wirkt. Bei akutem Alkoholmissbrauch entwickeln sich immer mehr Nervenzellen, die auf die Droge ansprechen. Je mehr Nerven entstehen, desto besser und schneller kann der Alkohol andocken.

Über kurz oder lang entsteht dann das sogenannte Suchtgedächtnis. Es ist nicht angeboren und kein eigenständiges Organ! Doch dieses Gedächtnis merkt sich ganz genau, wie gut der Alkohol in bestimmten Situationen geholfen hat. Darum ist nur ein kleiner, scheinbar harmloser Anstoß nötig, um das Suchtgedächtnis auch nach sehr langer Abstinenz und gegen den Willen des Betroffenen zum Erwachen zu bringen! Jeder Suchtkranke besitzt ein Suchtgedächtnis. Nun könnte man ja einfach vorschlagen, gezielt und operativ, vielleicht auch durch Medikamente, das Suchtgedächtnis auszuschalten, und schon gäbe es keine Alkoholiker mehr, und der Drang zum weiter Trinken wäre einfach verschwunden. Es würden im Gehirn keine Prozesse mehr ablaufen, die dem Körper sagen, gib mir Alkohol, denn ohne kann ich nicht funktionieren.

Was für eine schöne Vorstellung. Einfach ganz normal leben. Wenn mal eine Party angesagt ist, dann etwas mehr oder weniger trinken, und nächsten Tag ist wieder Schluss. Es wäre doch fantastisch, wenn es medizinisch möglich wäre, das Suchtgedächtnis einfach zu löschen?

Doch dieses ominöse Suchtgedächtnis ist stark mit unseren Emotionen verknüpft! Es erinnert sich beispielsweise sehr schnell daran, dass mit Alkohol bestimmte Probleme wie Trauer, Angst oder Wut leichter zu ertragen sind. Ebenso weiß es ganz genau, wie mithilfe des Gesöffs Euphorie, Freude und sogar Lust gesteigert wird. Medizinisch ist es, so weit ich informiert bin, theoretisch machbar, das Suchtgedächtnis zu löschen. Zumindest wurde es an Ratten und Mäusen angeblich erfolgreich getestet.

Wenn die „Medizinmänner" es nun schaffen würden, das Suchtgedächtnis zu löschen, könnten dabei möglicherweise auch unsere Emotionen verschwinden! Nun gut, auf Wut, Angst oder Ärger kann ich gerne verzichten. Aber was ist mit Lebenslust, Leidenschaft, Freude, Staunen oder Liebe? Angenommen ich hätte diese Gefühle nicht mehr, dann würde ich nicht mehr richtig leben und wäre nicht mehr menschlich. Ich denke dabei an das „Kalte Herz".

Eine erschreckende Vorstellung. Dann doch lieber „trocken" sein und bleiben, dass Suchtgedächtnis behalten, aber auch sämtliche Gefühle ausleben können, die uns als Menschen auszeichnen.

Das Fatale beim Suchtgedächtnis ist, dass es schläft, während wir abstinent sind. Wir denken, es wird nie wieder aufwachen. Wir denken, nichts und niemand kann es wecken. Denn wenn wir am Schnapsregal im Discounter vorbeigehen oder auf einer Party sind, bei der heftig gesoffen wird, wenn wir eine Fahne riechen, wenn uns die Wodka-Werbung im Fernsehen gezeigt wird, dann schläft es. Wenn Menschen völlig besoffen an uns vorübergehen und eigene Erinnerungen dabei hochkommen, wenn wir uns ganz normal übers Trinken unterhalten, ständig Witze darüber machen, was wir doch für tolle „Helden“ waren, es schläft.

Aber...wir wissen nicht, wann, wir können es nicht vorhersehen, es gibt keinerlei Anzeichen, doch irgendwann, völlig aus dem Nichts heraus kann es erwachen, manchmal ganz langsam, manchmal ganz schnell, und genau dagegen müssen wir gewappnet und vorbereitet sein!

Wenn wir uns nun dieses Wissen zu eigen gemacht haben, dass wir dieses Gedächtnis haben, das sich immer wieder nur an die tollen Dinge erinnert, die wir mit dem „Gift“ erlebt haben und kaum oder gar nicht an die schlechten Ereignisse, dann haben wir schon mal einen großen Vorteil. Wenn wir wissen, dass es jeder Zeit erwachen kann, hungrig und gierig nach Alkohol wird, ist dieses Wissen, eine sehr gute Voraussetzung dafür, dass wir uns dem nicht ergeben, sondern versuchen, jederzeit wachsam zu sein, um es dann so schnell wie möglich wieder einzuschläfern.

Alkoholiker sind keine Menschen, denen es Freude bereitet, ihren Familien oder anderen Menschen weh zu tun! Mit der Sucht und dem daraus folgenden Trinken verändern wir schlagartig unsere Persönlichkeit und sind dann nicht mehr die Menschen, die von unseren Familien geliebt wurden, als wir noch nicht abhängig waren. Wir werden labil, schwach, egoistisch, selbstzerstörerisch, viele von uns gewalttätig. Mit dem, was wir tun, verletzen wir alle um uns herum und „ersticken“ unser Umfeld. Die Folge daraus ist, dass wir verachtet, ausgeschlossen, ignoriert und isoliert werden. Ja, wir werden sogar gehasst! Das alles hält uns dennoch nicht davon ab, immer wieder zur Flasche zu greifen!

An normalen Tagen brauchte ich drei Flaschen Wodka, manchmal musste ich noch eine vierte trinken, um meinen Körper zu beruhigen. Bei manchen Menschen kann es Jahre dauern, bis sie abhängig sind, andere wiederum sind innerhalb eines halben Jahres suchtkrank! Ich hatte mit 15 die erste Begegnung mit meinem „Freund“, mit 18 die ersten Entzugssymptome, und als ich 21 Jahre alt war, kam es zur ersten Entgiftung!

Es spielt nicht unbedingt die Menge eine Rolle, sondern in erster Linie die Regelmäßigkeit! Ich habe Menschen kennengelernt, die „nur“ Bier oder Wein getrunken haben, grundsätzlich aber jeden Tag. Dies hatte schließlich zur Folge, dass diese Menschen das Korsakow-Syndrom bekamen und einige von ihnen nicht mehr in der Lage sind, ohne fremde Hilfe ihr Leben selbstständig zu führen können.

Wir brauchen einen insgesamt kritischen Umgang mit dem Alkohol in unserer Gesellschaft. Es ist keine Schwäche, sich bei Süchten jeglicher Art Hilfe zu suchen! Im Gegenteil, es zeugt von Stärke diesen Schritt zu gehen!Vor allem aber brauchen wir Prävention, die schon in den Schulen durchgeführt werden muss!

Kurzfristig kann man sich vielleicht durch den Alkohol „fallen“ lassen oder sich dem Rausch ergeben, langfristig ist er ein Killer! Das Allerschlimmste aber, es gibt keine Umkehr! Wenn man feststellt, es geht nicht mehr „ohne“, ist man suchtkrank und das für immer!

Es ist also besser und unbedingt ratsam, keine Liebesbeziehung mit diesem tödlichen Freund einzugehen!

Ich konnte mich nach einer gefühlten Ewigkeit von meinem tödlichen Freund lossagen. Es war sehr schwer. Er will, nach all dem was geschehen war, dennoch mit mir die Beziehung aufrecht erhalten.

Es ist unvermeidbar für mich, ihm aus dem Weg zu gehen. Beim Einkaufen lächelt er mich vom Regal aus freundlich an. Im Fernsehen prostet er mir zu und suggeriert mir, einmal darf ich noch, auf jeder Feier ist er allgegenwärtig. Oftmals spüre ich seinen

Geruch bei Begegnungen mit anderer Menschen.

Ich würde mich stark unter Druck setzen, sollte ich versuchen mich ihm zu entziehen. Wenn ich meinen „Freund“ sehe, spüre oder rieche, denke ich daran, wie entsetzlich, abscheulich, bejammernswert und qualvoll meine Beziehung mit ihm war. Ich denke nicht an die vermeintlich schönen Dinge, die ich mit ihm erlebt habe, und versuche mich in einer Welt, in der Alkohol überall verbreitet und präsent ist, zu arrangieren.

„Auf glatten Wogen“

Ich sitz allein in meinem Zimmer und zittere von Kopf bis Fuß, heut noch einmal trinken, und dann ist wirklich Schluss. Alle habn sich losgesagt, ich starr das Handy an und würde mich so freuen – doch niemand ruft mich an. Vor mir steht die Flasche, das schön-tödliche Gesöff, ich weiß, ich muss jetzt trinken, doch sofort wird mir schlecht, so langsam kommt die Wärme, und die Wirkung, die setzt ein, ich kann jetzt wieder denken. Warum muss das so sein?

Warum kann ich es nicht lassen, sie werden mich wieder hassen, doch ich trink und trink und trink und weiß, mein Schiff es sinkt, egal ob sie mich hassen, ich will es jetzt nicht lassen, ich brauch noch einen Drink und weiß, mein Schiff es sinkt.

Die Wirkung lässt so langsam nach, ich kipp noch mal was rein, die Stimme in mir flüstert leis, hey Mann, lass es sein! Ich will doch kein Verlierer sein, denk an die schöne Zeit, als ich noch ganz bei Sinnen war, ich tu mir selber leid. Ich sehe keinen Ausweg mehr, ich komm da nicht mehr raus, was ist bloß los, ich kann nicht mehr, ich trink die Flasche aus. Und bete um den eignen Tod, er ist so nah bei mir, Ich sehe schon das weiße Licht, ich will durch diese Tür.

Warum kann ich es nicht lassen, sie werden mich wieder hassen, doch ich trink und trink und trink und weiß, mein Schiff es sinkt, egal ob sie mich hassen, ich will es jetzt nicht lassen, ich brauch noch einen Drink und weiß, mein Schiff es sinkt.

Ich wache auf im Krankenhaus, schon wieder voll fixiert, hab keinerlei Erinnerung, was ist denn bloß passiert? Die Schwester meint, ich hatte Glück, das Herz, es schlug nicht mehr, sie haben mich zurückgeholt, ich danke dir, o Herr. Mein Leben wurd mir neu geschenkt, ich lass es nicht mehr los, geh in Gedanken auf die Knie und fall in deinen Schoss, Ich weiß, ich schaff es nicht allein, ergreife deine Hand, O Jesus, hätt ich dich doch früher schon erkannt!

Ich konnt es endlich lassen, und niemand wird mich hassen, doch wenn ich wieder trink, ich weiß, mein Schiff es sinkt!

Es ist so wichtig, dass ich daran denke, meine Gedanken immer wieder dahin lenke, was passiert, wenn man's riskiert – und nicht an die Folgen denke, wenn ich vergesse, was mal war, und dabei die Trockenheit versenke?

Was, wenn ich mich wieder verlier, wo gehe ich dann hin? Ich weiß genau, das wär mein Aus, mein Kampf, der hätte keinen Sinn!

Das neue Leben halt ich fest, so fest, wie ich nur kann, vielleicht denk ich ja irgendwann zurück, wie es begann ... Die schweren Zeiten, die mal waren, sind Vergangenheit, Mein Schiff, es schwimmt auf glatten Wogen, jetzt bin ich bereit!

Herzlichen Dank!

Zunächst richtet sich mein Dank an meinen Verlag, da dieser bereit war, etwas zu veröffentlichen, was von mir verfasst wurde.

Was bei meinen geistigen Ergüssen letztendlich in diesem Buch gelandet ist, musste alles mein Lektor lesen. Das war sicher nicht einfach für ihn, doch haben mir sein Feedback und manche Korrektur sehr geholfen. Herzlich Danke also an meinen lieben Freund Hanjo!

Einen ganz besonderen Dank möchte ich meiner Familie aussprechen! Meiner Mutter, die so viel gelitten hat durch mich, mir aber dennoch eine sehr gute „Grundformatierung“ gegeben hat und heute ein hervorragendes Leitbild für mich ist! Danke an meine Schwester Andrea, meine Brüder Sebastian und Philipp (Zilli, Billi und Willi), die wieder gerne für mich da sind und mir jegliche Hilfe zukommen lassen. Ich liebe euch! Das Gleiche gilt für alle Verwandten und Bekannte, die sich in meiner Familie „herumtummeln“!

Ein riesiges Dankeschön an meine damalige Frau Martina, die mir in all den vielen Jahren durch ihre Liebe und schier endlose Geduld immer wieder eine neue Chance gegeben hat! Denselben Dank richte ich auch an meine beiden (Stief-)Söhne, die nicht wenig mit mir erdulden mussten!

Von Herzen dank ich allen Rettungssanitätern, die mir durch ihren Einsatz sehr oft das Leben gerettet haben, an alle Polizisten, die meinen Weg, manchmal nicht so gut gelaunt, begleiten mussten. Ich danke allen Menschen, die mich auf meinem chaotischen Weg begleitet, gefördert und mir geholfen haben. Besonders dabei hervorheben möchte ich meine Suchtberaterin in Bergen, die Sozialpädagogin und den Sporttherapeuten in Serrahn!

Ein ganz großes Dankeschön möchte ich an das KMG Klinikum Güstrow richten! Insbesondere gilt hier mein Dank der Station F5! Dabei denke ich an die hervorragende Sozialtherapeutin, an die exzellente Stationsärztin, ich denke an alle Schwestern und Pfleger, ich denke an die Ergotherapeutin, und genauso an die Reinigungskräfte. Ihr alle habt mich jedes mal aufs Neue aufgebaut, mir Mut gemacht und neue Wege aufgezeigt. Danke!

Ein herzlicher Dank an die Therapeutinnen und Therapeuten sowie an die bemerkenswerte Leiterin der Langzeiteinrichtung „Haus Zuversicht“. Eure therapeutische sowie menschliche Hilfe hat mir immer wieder den Mut gegeben, nach vorn zu sehen und zu gehen.

Ich sage Danke alle meinen lieben christlichen Geschwistern, die mir jeden Tag neue Kraft geben, dieses Leben, welches ich jetzt führen darf, weiterzugehen!

Ich danke meinen AA-Freunden, die immer für mich da sind! Ich danke der Suchtberatung in Ribnitz-Damgarten sowie meiner Psychologin!

Letztendlich danke ich meinem Hund „Pauli“, der mich immer wieder fordert, mit ihm in die Natur zu gehen, wobei ich wertvolle Inspirationen für dieses Buch bekommen habe ;).

Wer mit mir in Verbindung treten will, um zum Beispiel bei der Prävention mitzuwirken, kann das gerne tun. Wir brauchen in unserem Land Aufklärung über den Umgang mit dem Alkohol, insbesondere an den Schulen!

Wenn Sie mich auf Facebook, Instagram, Youtube und Co. Oder auf meiner Website besuchen, werde ich es nicht verhindern :)

Vielen herzlichen Dank dafür, dass Sie sich Zeit für dieses Buch genommen haben!

Mein zweites Buch: „Sucht ist stärker als Liebe“ ist im August 2019 erschienen. In diesem geht es hauptsächlich um die Sucht und ihre Angehörigen.

Klappentext:

Co-Abhängigkeit, ein Albtraum für Eltern und Geschwister, Ehepartner und Kinder! Wer kennt ihn nicht? In beinahe jeder Familie befindet sich ein alkoholkranker Mensch! Demzufolge ist, fast jeder von Co-Abhängigkeit betroffen. Meist ist es den Betroffenen nicht bewusst. Steffen Krumm beschreibt seine Sicht auf die Dinge, wie er sie sowohl als Suchtkranker als auch als Co-Abhängiger erlebt hat. Während er sein Debüt-Buch: „Mein tödlicher Freund“ schrieb, sah sich der Autor ständig mit der Co-Abhängigkeit konfrontiert. Auch in Reaktionen auf dieses erste Buch stellte sich heraus, dass Co-Abhängigkeit ein zentrales Thema war. Insbesondere Frauen haben ihre Erlebnisse mit alkoholabhängigen Partnern offenbart. Dies animierte ihn dazu, auch zu dieser Beziehungsstörung ein Buch zu schreiben. All diese Erfahrungen sind in der hier vorliegenden Erzählung von Laura und Holger verarbeitet, die mit ihren zwei Kindern ein zunächst glückliches Leben führen. Am 10. Hochzeitstag realisiert sie, anfangs noch sehr vage, dass ihre Ehe nicht mehr so wie früher ist. Spätestens als sie selbst in Depressionen fällt und ihrem Leben ein Ende setzen will, fängt sie an, Veränderungen vorzunehmen. Dieses Buch beschreibt die Perspektive einer Co-Abhängigen, eines Suchtkranken, aber auch den Blickwinkel der Eltern und Kinder, um einen Gesamteindruck zu erzeugen.

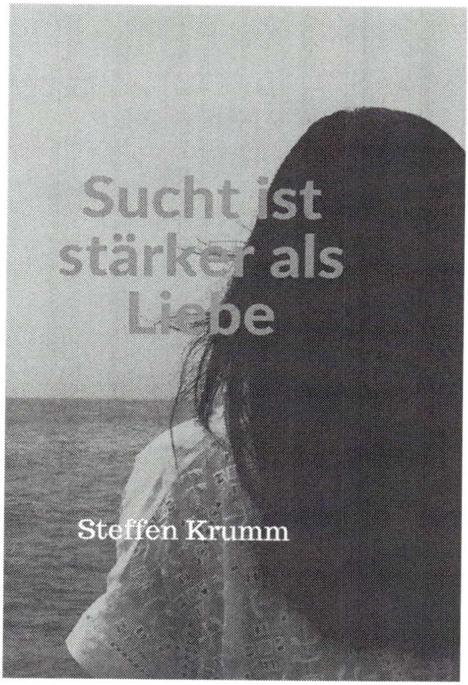

Über den Autor: Steffen Krumm wurde 1967 auf der Insel Rügen geboren. Er entdeckte 2018 seine Liebe zum Schreiben und offenbarte sein katastrophales Leben in seinem Debüt-Buch: "Mein tödlicher Freund." Er möchte auf die enorme Macht des Alkohols aufmerksam machen und setzt sich für Aufklärung und Prävention ein.

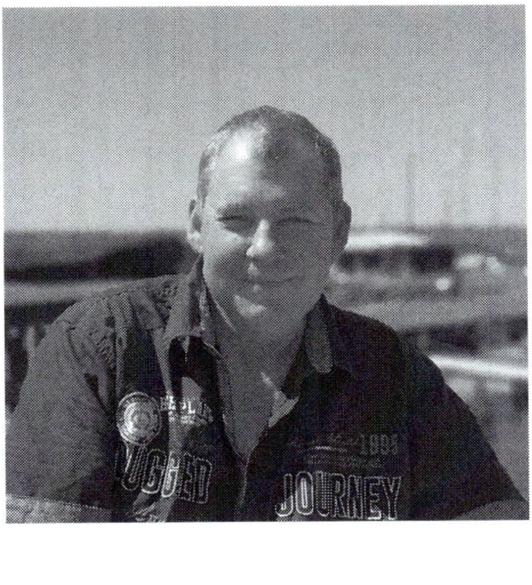

NewDreams Verlag

Steffen Krumm

Bei der Kirche 3

18311 Ribnitz-Damgarten

Tel.: 0176 46604243

steffenk67@gmail.com

Website: https://www.sk-newdreams.de

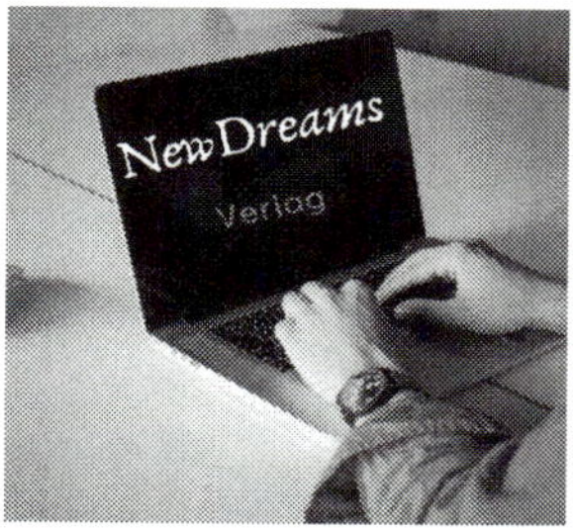

Printed in Poland
by Amazon Fulfillment
Poland Sp. z o.o., Wrocław

82171043R00108